Die traditionelle chinesische Medizin (TCM) erfreut sich größerer Beliebtheit denn je. Aus gutem Grund: Ihre Methoden erweisen sich als ebenso sanft wie wirksam. Dieses Buch zeigt, wie man die Vorteile der chinesischen Heilkunst schnell und unkompliziert nutzen kann, ohne sich erst umfassend über Theorie und Praxis informieren zu müssen. Ob es darum geht, Erkältungen vorzubeugen, einen morgendlichen Kater zu lindern, das Haar zu kräftigen, Stress besser zu bewältigen, das Gewicht zu reduzieren oder den Schlaf zu verbessern – die Chinesen kennen für jedes dieser Probleme eine Fülle von Hausmitteln und einfachen Übungen, um es schnell und ohne großen Aufwand in den Griff zu bekommen. Die Autorinnen haben das unerschöpfliche Quellenmaterial gesichtet und die besten und bewährtesten Rezepte in diesem Buch versammelt. Auf diese Weise ist ein kleiner chinesischer Hausschatz entstanden, der einem hilft, gesund, entspannt und fit zu bleiben – und das mit köstlichen Rezepten und Übungen, die gut tun.

Susanne Hornfeck, Dr. phil., ist Germanistin und Sinologin, Autorin und Übersetzerin. Fünf Jahre lebte und lehrte sie in Taipei.
Nelly Ma, aufgewachsen in Peking, ist Universitätsdozentin für Chinesische Sprache in Passau und vertraut mit den Methoden der TCM und des Qi-Gong.

Susanne Hornfeck · Nelly Ma

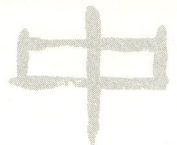

Chinesische
Hausmittel

Heilwissen
aus dem Reich der Mitte

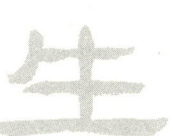

Deutscher Taschenbuch Verlag

Originalausgabe
September 2002
2. Auflage Januar 2003
© Deutscher Taschenbuch Verlag GmbH & Co. KG, München
www.dtv.de

Umschlagkonzept: Balk & Brumshagen
Umschlagbild: © Karl Newedel
Kalligraphien: © Nelly Ma
Illustration auf S. 18:
© 1995 Deutscher Taschenbuch Verlag GmbH & Co. KG, München.
Aus: C.-H. Hempen, *dtv-Atlas Akupunktur*. München 1995.
Alle anderen Illustrationen: © He Gen De
Satz: Offizin Wissenbach, Höchberg bei Würzburg
Gesetzt aus der 9/11 Punkt Rotis
Druck und Bindung: Druckerei C. H. Beck, Nördlingen
Gedruckt auf säurefreiem, chlorfrei gebleichtem Papier
Printed in Germany · ISBN 3-423-36286-3

Wir danken der Ärztin Marion Schneider-Ludwig, München,
und dem Heilpraktiker Axel Giesen, Düsseldorf,
für fachkundige Beratung

Inhalt

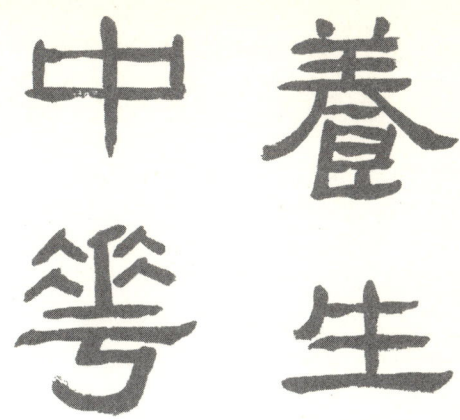

Einleitung

Die Weisen behandeln nicht jene, die schon krank sind, sondern sie beschränken sich auf die Unterweisung derer, die noch gesund sind ... Medikamente an Kranke zu verabreichen und Aufstände zu unterdrücken, die bereits ausgebrochen sind, ist dem Verhalten von Leuten zu vergleichen, die, wenn sie Durst verspüren, mit dem Ausheben eines Brunnenlochs beginnen oder Waffen schmieden, wenn die Schlacht bereits tobt.

So heißt es im *Huangdi Neijing*, dem ›Klassiker des Gelben Kaisers‹ und Grundlagenwerk der traditionellen chinesischen Medizin.[1] In China existiert seit alters ein hohes Bewusstsein für das körperliche Wohlbefinden. Der Körper wird nicht erst wahrgenommen, wenn er nicht mehr wie gewohnt funktioniert und Krankheitssymptome aufweist, sondern er wird als energetisches Wirkungsgefüge begriffen, das es zu stärken und im Gleichgewicht zu halten gilt.

Zur Gesundheitvorsorge wurden zahlreiche Techniken entwickelt, die nicht unbedingt an ärztliche Behandlung geknüpft waren und auch heute noch fest im Alltagsleben verankert sind.

Dabei wird vor allem darauf geachtet, was der Mensch isst und wie sich die einzelnen Nahrungsmittel auf seine individuelle Körperverfassung auswirken. Die chinesische Küche ist nicht nur geschmacklich eine der interessantesten auf der Welt, in ihre Rezepte sind zugleich heilkundliche Erkenntnisse eingegangen. Außerdem wurde in China auf der Grundlage der Theorie von den Leitbahnen und ihren Reizpunkten eine Reihe von Therapieformen entwickelt, die durch Bewegungsübungen (*taiji quan* und *qigong*) oder gezielte Manipulation bestimmter Reizpunkte (Akupunktur, Akupressur, Massage) stärkenden und heilenden Einfluss auf das Körpergeschehen nehmen.

Basierend auf den Behandlungsmethoden der traditionellen chinesischen Medizin hat sich auf diese Weise eine Vielzahl von Hausmitteln und Rezepten herausgebildet, die leicht nachzuvollziehen und ohne großen Aufwand erlernbar sind. Sie werden innerhalb der Familie von Generation zu Generation weitergegeben und sind in einer umfangreichen Ratgeberliteratur festgehalten worden. Die älteren Sammlungen reichen bis in die Song- und Tang-Zeit (7. bis. 13. Jahrhundert) zurück und haben klangvolle Namen wie »Geheime Aufzeichnungen aus der steinernen Kammer« (*Shishi milu*), »Rezepte – Gold wert« (*Qianjin yaofang*) oder »Nothelfer neben dem Ellenbogen« (*Gehong zhouhou beiji fang*). Aber auch heute füllen Gesundheitsratgeber viele Regalmeter in den Buchhandlungen sowohl auf dem chinesischen Festland als auch in Taiwan. Ja sogar die Tagespresse gibt ihren Lesern jahreszeitlich abgestimmte Anregungen und Rezepte für die Gesundheitsvorsorge.

Die beiden Autorinnen haben während längerer Lebens- und Arbeitsphasen in China bzw. Taiwan die Wirksamkeit dieser einfachen Hausmittel am eigenen Leib erfahren können. Daraufhin haben sie das unerschöpfliche Quellenmaterial, das bislang im Westen kaum beachtet und übersetzt wurde, gesammelt, gesichtet und in Auswahl übersetzt. Sie haben mit alten Leuten gesprochen und Freunde und Verwandte befragt. Das ist nicht schwer, denn solche Hausmittel sind beliebte Gesprächsthemen der Chinesen. Daraus ist ein Ratgeber mit Rezepten und Übungen für Gesundheitspflege und Kosmetik entstanden, der ohne ausgefallene Zutaten und großen Lernaufwand auskommt – ein Hausschatz für alle Lebenslagen. Natürlich ersetzen diese Hausmittel nicht den Arztbesuch, sie können aber bei Alltagsproblemen vorbeugend und lindernd wirken. Darüber hinaus soll das Buch dazu anregen, die Verantwortung und Vorsorge für das körperliche Wohlbefinden in die eigenen Hände zu nehmen und nicht allein von den Produkten der Pharmaindustrie Heilung und Linderung zu erwarten.

Die drei Grundlagen der Gesundheitspflege

Die drei Grundlagen der Gesundheitspflege, auf denen die Hausmittel in diesem Buch beruhen, sind Ernährung, Massagen auf der Basis der Meridiane und ihrer Reizpunkte sowie gezielte Übungsformen zur Stimulation des Qi. Wir haben in den einzelnen Kapiteln Problemfelder des Alltags herausgegriffen und dazu Ratschläge aus allen drei Bereichen zusammengestellt. Möchte zum Beispiel jemand abnehmen, so findet er Rezepte für entsprechende Gerichte und Tees, erfährt, wie er durch gezielte Massagen die Gewichtsabnahme fördern kann, und lernt durch Fingerspiele lästige Pfunde loszuwerden. Die unterschiedlichen Methoden unterstützen und ergänzen sich gegenseitig. Heilgerichte können die Mahlzeiten ergänzen, und Massagen und Übungen lassen sich problemlos in den Alltag integrieren. Morgengymnastik gehört in China zum Straßenbild, Fingerspiele oder Qi-Gong-Kugeln kommen an der Bushaltestelle oder vor dem Fernseher zum Einsatz, und in einem der inzwischen so beliebten Gesundheitslokale können Sie sich Ihr Menü von einem

Restaurantarzt zusammenstellen lassen, der Ihnen zuvor eine Pulsdiagnose gestellt hat. Sie können also Ihr spezielles Problem auf unterschiedliche Weise angehen. Allerdings müssen Sie ein wenig Ausdauer und Geduld mitbringen, denn diese Hausmittel entfalten ihre Wirkung nur nach regelmäßiger und langfristiger Anwendung.

Yin und Yang

Essen dient nicht allein dem Stillen des Hungers oder dem Genuss. Es beeinflusst auch ganz entscheidend den Ausgleich von Yin und Yang, auf dem nach Auffassung der traditionellen chinesischen Medizin unsere Gesundheit beruht. *Yin* wird übersetzt mit sanft, dauerhaft und dunkel; ihm wird die Qualität weiblich zugeschrieben. *Yang* bedeutet kraftvoll, schnell und hell und hat die Qualität männlich. Beim Menschen sind Yin und Yang in der Regel nicht ausgeglichen, eine solche Harmonie ist ein Wunschzustand. Bei den meisten überwiegt entweder das Yin oder das Yang, oder es mangelt umgekehrt am Yin oder Yang. Die jeweilige Befindlichkeit stellt in China der Arzt durch Puls- und Zungendiagnose fest. Entsprechend kann dann therapiert oder durch Nahrung ausgeglichen werden. Außerdem wird den Jahreszeiten große Bedeutung beigemessen. Der Wandel der Jahreszeiten wird als ein Wechselspiel von Yin und Yang verstanden. Nur wenn der Mensch sein Verhalten diesem Rhythmus anpasst, kann er seine Energiepotenziale optimal nutzen und gesund bleiben.

Frühjahr und Sommer stehen im Zeichen der Geburt und des Wachsens. In dieser Phase herrscht das männliche, starke, emporstrebende Yang vor, deshalb sollte es in dieser Zeit unterstützt und genährt werden. Man sollte im Hinblick auf die nächste, *yin*-dominierte Phase bereits Reserven anlegen, nicht zu viel

Energie vergeuden und die innere Kälte nicht zu stark werden lassen, die das Yang schwächt. Herbst und Winter stehen im Zeichen des Sammelns und Speicherns. In dieser Phase, in der das weibliche, dunkle und passive Yin gestärkt werden muss, darf man nicht zu viel Essenz (Sekrete und Körpersäfte) verlieren. Im Kapitel über den Jahreslauf zeigen wir Ihnen, wie Sie zu jeder Jahreszeit Ihren Körper kräftigen und unterstützen können.

Die fünf Elemente und ihre Wandlungsphasen

Alle Phänomene der Natur sind einem stetigen Wandel unterworfen, der sich in fünf Phasen einteilen lässt. Jeder Phase ist ein Element zugeordnet: Holz, Feuer, Erde, Metall, Wasser. Die Elemente befinden sich in einem Kreislauf, worin sie sich gegenseitig hervorbringen (*sheng*) und überwinden (*ke*). Die fünf Elemente und ihre Abfolge spielen im Jahreslauf eine wichtige Rolle. Jedem ist ein Organ zugeordnet, weshalb sie unmittelbar mit Gesundheit und Krankheit in Verbindung stehen.

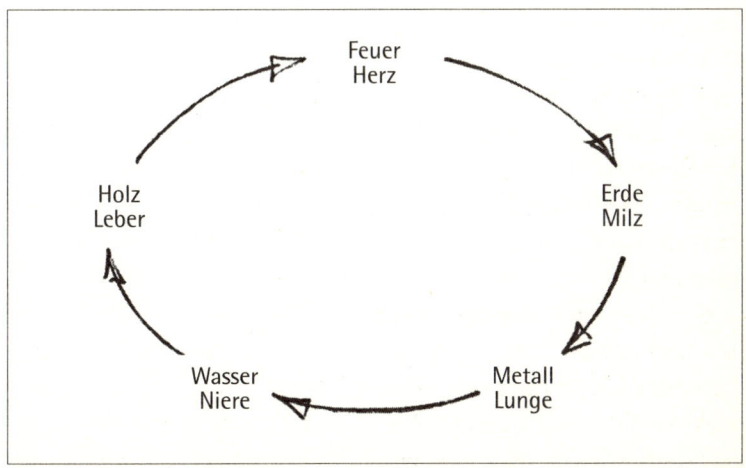

Nahrungsmittel und ihre thermische Qualität

In der chinesischen Ernährungslehre und Medizin werden einzelnen Nahrungsmitteln die Eigenschaften »heiß«, »warm«, »neutral«, »kühl« und »kalt« zugewiesen. Damit charakterisiert man ihre energetische Wirkung auf den Menschen. In der Ernährung sollten die thermischen Qualitäten ausgewogen sein, dann stärkt sie Yin und Yang im Körper. Darauf basieren viele Grundprinzipien der besonders bekömmlichen chinesischen Küche. Bestimmte Jahreszeiten und Krankheitszustände wiederum werden durch ein Zuviel an Hitze oder Kälte charakterisiert. Bewusst eingesetzte Nahrungsmittel und Gerichte können hier Ausgleich schaffen, Krankheiten vorbeugen und bei gezielter Diät auch heilen.

– Heiße Nahrungsmittel mobilisieren die Abwehrkräfte und verhindern Kältezustände im Körper. Dazu gehören scharfe Gewürze, schwarzer Pfeffer, Curry, Zimt, Muskat und Knoblauch, außerdem getrockneter Ingwer, Chili und hochprozentiger Alkohol, Früchte wie Aprikosen, Ananas und Grapefruit. Fenchel, Paprika und weißer Rettich sowie Hammel und alle gegrillten Fleischgerichte werden dieser Gruppe zugeordnet.

– Warme Nahrungsmittel erwärmen den Körper, können jedoch in größeren Mengen verzehrt werden als die heißen Nahrungsmittel. Dazu zählen frischer Ingwer, Lauch, Zwiebeln und Schalotten, Rote Beete, Huhn, Lamm und die meisten Fischsorten sowie Käse. Als warme Früchte gelten Pfirsiche, süße Melonen, Pflaumen, Beeren, Kirschen, Litschi, Kumquats und Getränke wie schwarzer Tee, Kakao und Rotwein sowie Essig.

– Neutrale Nahrungsmittel bauen Qi auf und harmonisieren Yin und Yang, sie sind besonders verträglich und schonend für den Körper. Dazu zählen Butter, Milch, Eier, Sauermilchprodukte, die Getreidesorten Dinkel, Hirse und Mais, Kartoffeln, Möhren, Pilze, Kohl, Feldsalat, Rindfleisch, Hülsenfrüchte und Nüsse sowie Trauben und als Getränk Malzbier.

– Kühle Nahrungsmittel unterstützen die Bildung von Körpersäften und Blut und befeuchten Schleimhäute und Gewebe. Kühl sind die meisten Gemüsesorten und Salate, einheimische Früchte und Mandarinen sowie Kräutertees (außer Fencheltee, der heiß ist), Sojasprossen, Tofu und Weizen, die Geflügelsorten Ente und Pute.

– Kalte Nahrungsmittel treiben, vor allem im Sommer oder bei bestimmten Krankheitsbildern, innere Hitze aus, sollten aber nicht im Übermaß genossen werden. Vor allem Schwangere und Frauen im Klimakterium sollten sie meiden. Zu den kalten Nahrungsmitteln zählen unter anderem Bananen, Orangen und Zitronen, Kiwis, Papayas, Avocados, Spargel und Kürbis, Tomaten, Salatgurken, Joghurt sowie Wild und Meeresalgen. Kalte Getränke sind: grüner Tee, Mineralwasser und Bier.

Leitbahnen und Qi

Die Leitbahnen, *jing luo*, bilden ein unsichtbares Transportsystem im Körper. *Jing* bedeutet »Straße« oder »Weg« und bezeichnet die vertikalen Verbindungen; sie führen ins Innere des Körpers und verbinden die Organe miteinander. *Luo* bedeutet »Netz«, diese Bahnen verlaufen horizontal, bilden viele Verzweigungen und bleiben mehr an der Oberfläche des Körpers. Das Netz von Leitbahnen stellt nach außen die Verbindung zu den Gliedmaßen, Sinnesorganen und Körperöffnungen her, es vernetzt oben und unten, innen und außen und schließt den Körper zu einer orga-

nischen Ganzheit zusammen. In diesem Wegenetz fließt die fein-
stoffliche Energie Qi, die im Körper wichtige Aufgaben hat. An
bestimmten Reizpunkten auf den Leitbahnen tritt das Qi an die
Oberfläche; sie bilden die Durchtrittspunkte der Energieströme.
Man kann sie durch Druck (Akupressur, Massage), Nadeln (Akupunktur), Wärme (Moxibustion und Bäder) und Übungen (Qi-
Gong) beeinflussen und damit Einfluss auf das innere Körpergeschehen nehmen. Schon in dem auf das dritte Jahrtausend v. Chr.
zurückgehenden Medizinklassiker sind 365 solcher Punkte defi-
niert. Das *Huangdi Neijing* vergleicht sie mit den Knoten an einer
Bambusstange. Die traditionelle chinesische Medizin unterschei-
det zwölf Hauptleitbahnen.

Sie beginnen oder enden in der Mehrzahl an Händen und
Füßen oder am Kopf. Daher konzentrieren sich viele Übungen –
etwa die Fingerspiele – oder Massageformen auf diese Bereiche.
Sie werden jetzt auch verstehen, warum ein gezielter Druck auf

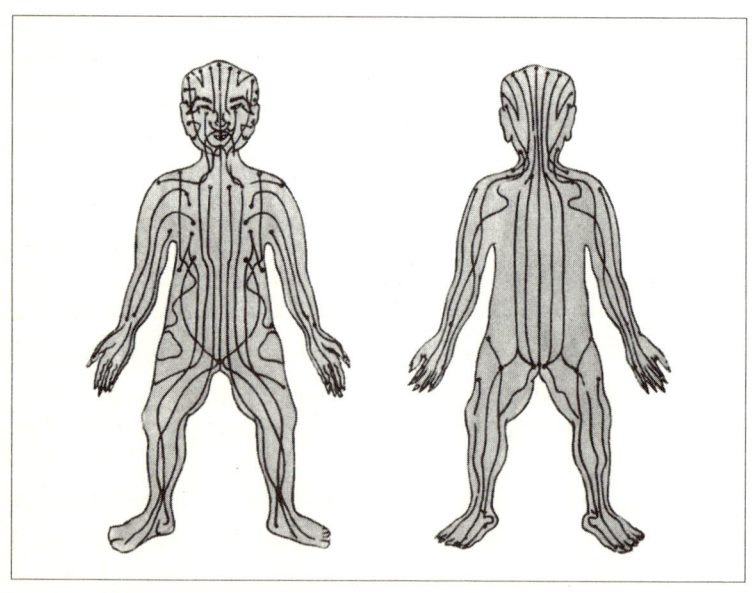

die Fußsohle oder die Kopfhaut so viel Positives für Ihren Körper bewirken kann. Beim Auffinden der Punkte helfen Ihnen die Abbildungen. Aber auch das eigene Gespür ist gefragt, da sich die Punkte meist durch Druckempfindlichkeit oder Schmerz bemerkbar machen. Sofern die Punkte sich nicht auf der Mittelachse des Körpers befinden, sind sie immer beidseitig zu behandeln. Die angegebenen Maßeinheiten stellen keine absoluten, sondern relative Werte dar. Sie sind auf die individuellen Körperdimensionen abgestimmt. Wir folgen in diesem Buch den in der Medizin üblichen lateinischen Abkürzungen, wie sie in den Standardwerken angegeben sind.[2]

Hinweise zu den Rezepten

- Die Zutaten für die Heilgerichte erhalten Sie am besten im Chinaladen. Viele Artikel gibt es mittlerweile auch in Reformhäusern oder Naturkostläden. Sofern es sich um Kräuter handelt, wenden Sie sich an Apotheken, die chinesisch ausgerichtet sind. Man findet sie inzwischen in vielen Großstädten, häufig sind sie TCM-Kliniken angeschlossen. Die Arzneikräuter, die dort verkauft werden, sind in jedem Fall auf Schadstoffe geprüft. Auch das Internet bietet inzwischen entsprechende Adressen für den Versandhandel.

- Zum Braten sollte ein Wok oder eine Teflonpfanne verwendet werden. Es ist wichtig, dass immer auf großer Hitze angebraten wird, damit sich die Poren des Fleisches schnell schließen und das Gemüse knackig bleibt. Keine Angst vor Fettspritzern: In der chinesischen Küche muss es zischen. Lieber einmal mehr den Herd putzen als kostbare Nährstoffe verderben lassen.

  Zum Braten können alle geschmacksneutralen pflanzlichen Öle verwendet werden, die für hohe Temperaturen geeignet sind.

- Als Sojasoße empfiehlt sich die hellere, nicht eingedickte Sorte. Essig sollte aus Reis hergestellt sein. Die dunkle Variante (vergleichbar unserem Balsamessig) ist aromatischer, färbt aber manche Gerichte stark ein. Den Reiswein (*huang jiu*) kann zur Not auch ein trockener Sherry ersetzen.

- Aromatisierende Zutaten wie Ingwer oder Knoblauch werden immer zu Beginn des Bratvorgangs ins heiße Öl gegeben, in das sie ihre Aromastoffe entlassen. Wer den Ingwer oder Knoblauch nicht mitessen will (was allerdings schade wäre), sollte ihn in Scheiben zugeben, damit er ihn anschließend leichter wieder herausfischen kann. Andere Gewürze wie Salz, Sojasoße, Zucker und Pfeffer werden dagegen erst zugegeben, wenn die Poren des Kochgutes geschlossen sind. Achtung, bei den hohen Brattemperaturen kann dieser Prozess sehr kurz sein! Stellen Sie sich daher alle Zutaten in Reichweite bereit.

- Die Rezepte beziehen sich immer auf eine Person. Meist bereitet man eine so genannte Tagesdosis zu, die über den Tag verteilt gegessen wird. Als Maßeinheit gilt die Reisschale, die in etwa einer Kaffeetasse entspricht. Das Heilgericht ist immer Teil einer Mahlzeit und wird nicht ausschließlich gegessen. Allerdings sollte dies möglichst über einen längeren Zeitraum geschehen.

- Verwenden Sie möglichst frische Zutaten. Das Tiefkühlen oder die Zubereitung in der Mikrowelle verändern die energetische Struktur der Nahrung.

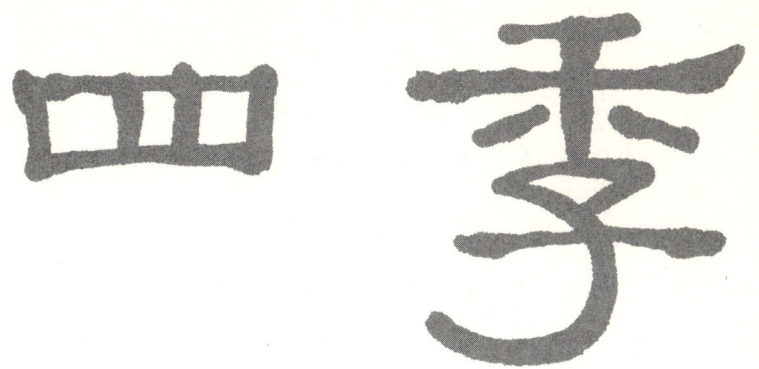

Gesund
im Jahreslauf

CHUN
Der Frühling

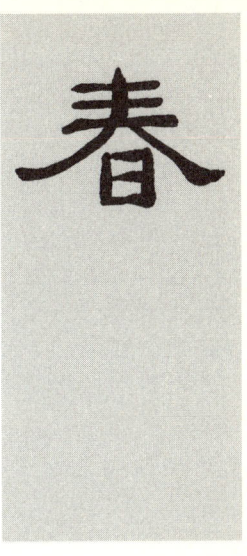

Der Frühling beginnt mit dem Tag des Frühlings-
anfangs (*lichun*), der auf den 4. oder 5. Februar
fällt, und endet mit *lixia* am 6. oder 7. Mai. Die
Natur belebt sich neu und steht im Zeichen der
Geburt und des Erwachens. Der Mensch sollte
seine Lebensgewohnheiten darauf einstellen, indem er spät zu Bett geht und früh aufsteht, sich
Bewegung an frischer Luft verschafft und lockere
und legere Kleidung trägt. Auch in der Gedanken-
welt sollte man dem Wachsen Raum geben; im
Huangdi Neijing heißt es: »Leben lassen und nicht
töten, geben und nicht nehmen, belohnen und
nicht strafen.« Der Frühling war auch die Zeit, in
der bei Tempelfesten gefangene Vögel in die Frei-
heit entlassen wurden. Ziel des Ganzen ist es, die
eigene Yang-Energie, die nun im Wachsen begriffen ist, zu stärken. Wer diese
Entwicklung behindert oder unterdrückt, beeinträchtigt die Leber, die das Organ
des Wachstums-Qi ist. Der Leber wird das Element Holz zugeordnet. Wer im
Frühling das Holz nicht pflegt, der beraubt das sommerliche Feuer seiner Nahrung. Daraus können dann im Sommer Kälte-Krankheiten entstehen, da das
Feuer nicht lodern kann.

Die ersten schönen Frühlingstage verführen dazu, leicht be-
kleidet ins Freie zu gehen. Das birgt Gefahren für die Gesundheit. Ein chinesisches Sprichwort sagt: »Im Frühjahr sich
einmummeln, im Herbst ruhig ein wenig frieren.« Der Körper hat
sich vom *yin*-dominierten Winter noch nicht umgestellt. Wir
haben die kalte Jahreszeit vorwiegend in geheizten Räumen ver-
bracht und sind daher besonders anfällig. Vorsicht ist geboten.
Im Herbst dagegen hat der Körper Wärme und Yang gespeichert
und kann die ersten kalten Tage besser ausgleichen. Der Körper soll vor dem Winter ruhig noch ein wenig abgehärtet werden.

Auch die Ernährung sollte sich auf das Frühlingswetter einstellen. Im Winter hat der Körper durch schwere und relativ vitaminarme Nahrung zu viel Fett zu sich genommen, und es haben sich innere Hitze und Schleim angesammelt. Im Frühjahr sollte man ihn daher durch viel frisches Blattgemüse entschlacken, wie etwa durch Spinat, Stangensellerie und Chinakohl. Fleisch kann jetzt im Speisezettel etwas zurücktreten, dafür sollte man die vegetarischen Gerichte mit Gewürzen wie frischem Ingwer oder getrockneter Mandarinenschale zubereiten. Sie helfen, überflüssige Feuchtigkeit aus dem Körper zu vertreiben.

Ein ideales Frühjahrsgericht ist zum Beispiel das folgende:

☞ *Sellerie und Shiitake-Pilze*

400 g frischer Stangensellerie	etwas Speisestärke
50 g Shiitake-Pilze (Tonggu-Pilze)	1 Schuss Essig
Salz	ausreichend Pflanzenöl

Sellerie putzen, entfäden und die Stangen längs halbieren und in zwei Zentimeter lange Stifte schneiden. Die eingeweichten Pilze in Streifen schneiden und beiseite stellen. Den Essig mit der Stärke in einer Schale verrühren, eventuell noch einen kleinen Schuss kaltes Wasser zugeben und ebenfalls beiseite stellen. Das Öl in einer Pfanne erhitzen, den Sellerie zugeben und zwei bis drei Minuten pfannenrühren, mit Salz abschmecken. Die Pilzscheiben beimischen, umrühren und dann mit dem Inhalt der Schale andicken.

Frühjahrsmüdigkeit und was man dagegen tun kann

Auch in China kennt man das Phänomen der Frühjahrsmüdigkeit. Sie ist eine Reaktion des menschlichen Körpers auf die jahreszeitlich bedingten Veränderungen der Natur. Der Mensch sollte sich diesen Veränderungen langsam anpassen und nicht dagegen arbeiten. Das bedeutet ausreichenden Schlaf und morgendliche Übungen. Wir haben Ihnen eine Reihe von Übungen zusammengestellt, die gegen Konzentrations- und Antriebsschwäche helfen.

✍️ Übungssequenz gegen Konzentrations- und Antriebsschwäche

1. Haare kämmen

Stehen oder aufrecht sitzen, den Blick geradeaus richten und den Körper entspannen. Mit allen zehn gekrümmten Fingern vom vorderen Haaransatz weg fest nach hinten über die Kopfhaut fahren: zuerst über den Mittelscheitel, dann zu beiden Seiten und über den Ohren enden. Insgesamt sollte man das 36-mal wiederholen. Die Bewegungen sind langsam und fließend. Man soll dabei konzentriert sein und gleichmäßig atmen.

Durch diese Massage werden Nervenenden und Reizpunkte stimuliert und in ihrer Funktion angeregt. Stauungen lösen sich, der Energiefluss und der Blutkreislauf kommen in Schwung. Kopfschmerz wird gelindert, Augen und Ohren werden in ihrer Funktion gestärkt, und man beugt Erkältungen vor.

2. Kopfmassage

Wenn man morgens die folgenden Punkte massiert, geht man fröhlich und erfrischt in den Tag. Der erste Punkt (*baihui,* »Zusammenkunft aller Leitbahnen« Rg20) befindet sich auf dem Scheitelpunkt, und zwar auf einer gedachten Linie zwischen den Ohren und der Verlängerung der Nasenwurzel. Erst mit dem Daumen sanft drücken, dann kreisend massieren.

Die Hände anschließend verschränkt an den Hinterkopf legen und mit den Daumen die Vertiefungen massieren, die zwei Finger breit hinter den Ohrknochen liegen (*fengchi,* »Windteich« F20). Hier konzentrieren sich Blutgefäße und Nervenstränge. Eine gezielte Druckmassage der beiden Punkte fördert Durchblutung und Nervenfunktionen. Wenn diese Punkte schmerzhaft reagieren, ist das ein Zeichen dafür, dass man richtig liegt.

3. Das Gesicht waschen

Beide Handflächen aneinander reiben, bis sie warm sind, dann auf die Stirn auflegen, über die Wangen streichen und anschließend mit beiden Händen von der Gesichtsmitte aus über die Ohren bis zum Hinterkopf und über den Nacken streichen. Diese Übung je 10-mal wiederholen. Sie regt den Stoffwechsel des Großhirns an und fördert nicht nur die lokale Durchblutung, sondern auch die Blutzufuhr für Gehirn und Nerven. Die Müdigkeit verschwindet, und man fühlt sich wach und verjüngt.

4. Fußmassage
Eine kräftige Massage der Fußsohlen vertreibt nicht nur die Müdigkeit, sondern beugt auch Nierenerkrankungen vor. Am besten beginnt man die Massage an der Innenseite der Unterschenkel, geht dann auf die Außenseite über und knetet schließlich mit allen fünf Fingern die Muskeln des Unterschenkels. Dann konzentriert man sich auf die Sehne direkt über der Ferse (hinter dem Knöchel), die man kräftig zupft. Das kann infolge von Verspannungen und mangelnder Durchlässigkeit etwas schmerzhaft sein. Schließlich massiert man die Fußsohlen bis zu den Zehen. Das vertreibt Müdigkeit in den Beinen und im ganzen Körper.

Leberstärkung im Frühjahr
Da das Frühjahr die Jahreszeit der Leber ist, gilt es, sie in dieser Zeit in ihren Funktionen zu stärken. Das wirkt sich positiv auf die Psyche sowie auf die Verdauungsfunktionen des Menschen aus. Besonders wirksam ist die folgende Massage, wenn der Patient zu Verstimmungen neigt und eine gewisse Enge in der Brust verspürt.

Übung
🖐 Massage im Bereich der Leber
Aufrecht und schulterbreit stehen (bei schwacher Konstitution kann auch im Sitzen oder Liegen geübt werden), den Körper aber auf jeden Fall entspannen. Die Augen locker schließen und sich auf den Bereich der Leber konzentrieren. Die Handteller übereinander legen (bei Frauen liegt die linke Hand oben, bei Männern die rechte). Zunächst im Uhrzeigersinn die Leber-

gegend sanft kreisend massieren, anschließend die Richtung ändern. In jede Richtung langsam 20- bis 30-mal kreisen. Nach der Massage die Hände noch liegen lassen und in der Konzentration auf diesen Bereich verharren. Dabei dreimal bewusst atmen; beim Einatmen den Druck der Hände verstärken, beim Ausatmen locker lassen.

Feste und Feiern – und die Folgen

Das Frühjahr ist in China in jeder Hinsicht die Zeit des Neuanfangs: *long tai tou* – »der Drache hebt den Kopf«, das heißt, die Natur erwacht. Das Jahr beginnt nach dem Mondkalender mit dem ersten Frühjahrsneumond, der zwischen Ende Januar und Mitte Februar liegen kann, und wird gleich mit einer ganzen Serie von Festen begrüßt. Wichtigste Familienzusammenkunft mit großem Festessen und reichlich Alkohol ist das Neujahrsfest, das sich über mehrere Tage hinzieht. 15 Tage später findet dann das Laternenfest statt.

Auch bei uns fällt in diese Jahreszeit ein mondabhängiges Fest, das häufig mit hohem Alkoholkonsum einhergeht: der Fasching oder Karneval. Es scheint uns daher geraten, hier einige chinesische Hausrezepte für die unliebsamen Folgen übermäßigen Alkoholgenusses anzuschließen.

☞ *Rezepte gegen Kater*

- 2 frische Orangen entsaften. Den Saft in ein Glas geben und mit warmem Wasser auffüllen und sofort trinken.

- Bei Erbrechen nach übermäßigem Alkoholgenuss entsaftet man eine grüne Salatgurke zusammen mit 10 g frischem Ingwer. Diese Mischung zersetzt den Alkohol im Körper und beruhigt den Magen.

- Rettichstreifen in Essig:
  Ein Stück weißen Rettich in feine Streifen schneiden, in dunklen Reisessig einlegen und zuckern. Eine ähnliche Wirkung erzielt man, indem man statt Rettich auf die gleiche Weise das Herz eines Chinakohls anmacht.

- Man legt eine kalte Kompresse (ein in kaltes Wasser getauchtes und ausgewrungenes Handtuch) auf den *tanzhong* (»Vorhof der Brust« Rs17). Er liegt auf dem Brustbein am Kreuzpunkt einer gedachten Linie zwischen den Brustwarzen.

Übung

✋ Massagen gegen Kater

Die Hände wie immer vor dem Massieren warm reiben, außerdem sollte es im Zimmer nicht zu kalt sein.

- Die Hand auf den Nabel des Patienten legen und 36-mal im Uhrzeigersinn kreisen, anschließend 36-mal in der Gegenrichtung. Man berührt dabei Reizpunkte, die die Körpermitte harmonisieren, die Milz stärken und die Leber entgiften.

- Mit der flachen Hand den Bauch auf der Mittellinie zwischen Brustbein und Schambein ca. 20-mal auf und ab reiben. Der Patient wird daraufhin in diesem Bereich angenehme Wärme verspüren. Eine Stimulation dieser Punkte stärkt und normalisiert Magen- und Milzfunktion.

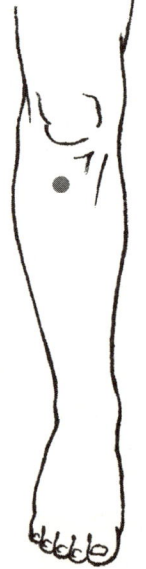

- Falls Übelkeit und Erbrechen auftreten, drückt man mit dem Finger den *zusanli* (»Dreimeilenfuß« S36). Dieser Punkt liegt vier Finger breit unter der Kniescheibe außen neben dem Schienbein. Am leichtesten ist er zu finden, wenn man die Hand mit dem Daumen nach vorne auf das angewinkelte Knie legt; dann deutet der Mittelfinger auf den »Dreimeilenfuß«. Dieser wichtige Reizpunkt ist leicht daran zu erkennen, dass er auf Druck in vielen Fällen mit einem »spitzen« Schmerz reagiert.

- Falls der Kater sich in Kopfschmerz und Schwindel äußert, massiert man *baihui* (Zusammenkunft aller Leitbahnen« Rg20) und sein Umfeld. Dieser Punkt befindet sich auf dem Scheitelpunkt auf einer gedachten Linie zwischen den Ohren und in der Verlängerung der Nasenwurzel.

- Klagt der Patient über Schmerzen in der Lebergegend, so hilft eine Stimulation des *qimen* (»Zusammenkunft des Leberkreises« H14). Er liegt beidseitig unter den Brustwarzen, unterhalb der letzten Rippe am Übergang vom Brustkorb zum Bauch.

Picknick mit den Toten

Zwei Dinge, die wir traditionell mit dem Herbst verbinden, nämlich das Drachensteigen und den Friedhofsbesuch an Allerheiligen, sind in China typische Frühjahrsbeschäftigungen. An *qingming*, »Helles Licht«, einem Festtag, der jedes Jahr am 4. oder 5. April begangen wird, besucht man in China die Gräber der Toten, ein Anlass, bei dem es durchaus fröhlich zugeht. Der Name bezieht sich auf das in dieser Zeit einsetzende Frühsommerwetter. Endlich sind die feucht-kalten Wintermonate vorbei, und man macht einen Familienausflug, um die Gräber der Ahnen zu säubern, weshalb der Tag auch *saomu jie*, »Gräberputztag«, genannt wird. Im alten China war dies häufig der einzige Anlass, bei dem es den Frauen gestattet war, das Anwesen zu verlassen und unter die Leute zu gehen. Heutzutage rückt die Familie an einem solchen Tag mit Plastiktüten und Gartengeräten zum Gräberpicknick aus. Dann herrscht quirliges Leben auf den sonst so stillen Friedhöfen. Nach einer ehrfürchtigen Begrüßung und Kotau werden die über den Winter gewachsenen Unkräuter mit Hacken und Rechen entfernt. Anschließend setzt man sich mit den mitgebrachten Speisen zum gemeinsamen Mahl nieder. Die Verstorbenen werden eingeladen, mittels Räucherstäbchen daran teilzunehmen. Manchmal werden die Räucherstäbchen mit brennenden Zigaretten verlängert; dann kann man sicher sein, dass Oma oder Opa Raucher waren.

Fliegende Drachen

Bewegung an frischer Luft verschafft man sich im Frühjahr auch, indem man Drachen steigen lässt. In China wird dieser Beschäftigung eine gesundheitsfördernde Wirkung zugeschrieben. Empfohlen wird sie neuerdings vor allem für Kinder, die zu viel vor dem Computer sitzen, aber auch für Rekonvaleszente. Man hält sich dabei an der frischen Luft auf, schaut entspannt in den blauen Himmel, konzentriert sich aber gleichzeitig auf sein Tun. Schnelles Laufen wechselt mit Phasen der Ruhe. Man kann seine Sorgen vergessen und ist unbeschwert wie ein Kind. Schon in den Klassikern der traditionellen chinesischen Medizin wird darauf hingewiesen, dass das Drachensteigen die Augen klärt und inneres Feuer beseitigt. Natürlich soll man sich dabei nicht überanstrengen; vor allem Rekonvaleszente sollten über ein leichtes Schwitzen nicht hinauskommen. Kein Wunder also, dass auch die Kunst des Drachenbauens sich in China so vielfältig und eindrucksvoll entwickeln konnte: Lass deinen Drachen steigen und bleibe bzw. werde gesund!

XIA
Der Sommer

Nach chinesischer Einteilung beginnt der Sommer am 6./7. Mai (*lixia*) und endet am 8./9. August (*liqiu*). Die Energien von Himmel und Erde vereinigen sich, und die Natur zeigt sich in ihrer ganzen Pracht. Sie befindet sich in der Phase des Blühens und Früchtetragens und ist vom Wachstum bestimmt. Sommertage sind besonders lang und können daher ermüdend wirken. Man sollte seiner Müdigkeit aber nicht nachgeben, sondern die Wachstumsenergie nutzen und weiterhin spät zu Bett gehen und früh aufstehen. Der Geist des Menschen sollte sich öffnen, »so als liebten wir alles um uns herum«. Frei von Zorn sollte man Blüten zu Früchten werden lassen und die Energie nicht stauen, sondern loslassen. Wer dies nicht

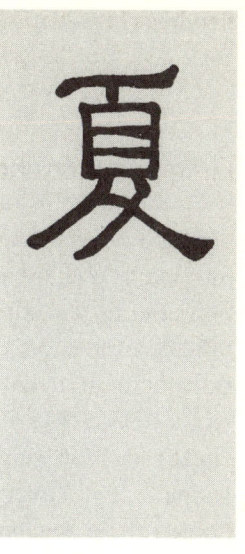

befolgt, schädigt sein Herz. Das Herz gehört zum Element Feuer, und wenn das Herz angegriffen ist, wird es von Hitze befallen. Im Herbst kann diese Hitze dann nicht mehr den Körper verlassen. Gleichzeitig steigt das Yin, und es kommt zu einem Kampf zwischen Hitze und Kälte, was sich in Schüttelfrost manifestieren kann.

In China meidet man die Sonne. Auch heute noch benutzen Alt und Jung an sonnigen Tagen einen Sonnenschirm. Weiße Haut galt und gilt als vornehm, und nur Bauern oder Bauarbeiter müssen sich der Sonne aussetzen. Sie werden deshalb in diesem Buch keine Rezepte gegen Sonnenbrand finden. Im Vergleich zu vielen Gegenden Chinas, in denen der Sommer unerträglich heiß ist, leben wir in Deutschland in einem wahrlich gemäßigten Klima. Die wenigen heißen Sommertage werden herbeigesehnt und als viel zu kurz empfunden. Wir haben deshalb kaum Verwendung für die vielen Rezepte und Ratschläge, die chinesische Gesundheitsratgeber für Hitzebeschwerden und die mit der Hitze einhergehenden Hygieneprobleme bereithalten.

Ernährung im Sommer

Dennoch ist es auch in unseren Breiten sinnvoll, die Ernährung in den Sommermonaten den klimatischen Bedingungen anzupassen. Man meidet nun ein Übermaß an heißen und warmen Nahrungsmitteln und konzentriert sich auf leicht verdauliche, kühlende Speisen, was nicht zu verwechseln ist mit gekühlten Speisen und Getränken, sondern wiederum die thermischen Eigenschaften der Nahrung meint (vgl. Einleitung S. 16 f.). Eisgekühlte Getränke gelten in China traditionell als gesundheitsschädlich. Man trinkt daher auch im Sommer warmen oder sogar heißen Tee oder heißes Wasser, die sehr viel bekömmlicher sind. Man empfindet das vielleicht im Moment als unangenehm und fängt an zu schwitzen, doch dadurch kann der Körper Hitze abgeben und man erzielt letztlich einen kühlenden Effekt.

Auch Nahrungsmittel mit der Eigenschaft kalt oder kühl bauen übermäßige Hitze im Körper ab, unterstützen die Bildung von Körpersäften und Blut und befeuchten Schleimhäute und Gewebe. Kühl sind die meisten Gemüsesorten und Salate, einheimische Früchte und Mandarinen sowie Kräutertees (außer Fencheltee, der heiß ist), Sojasprossen, Tofu und Weizen, die Geflügelsorten Ente und Pute. Zu den kalten Nahrungsmitteln zählen unter anderem Bananen, Orangen und Zitronen, Kiwis, Papaya, Avocado, Spargel und Kürbis, Tomaten, Salatgurken, Joghurt sowie Wild und Meeresalgen. Kalte Getränke sind: grüner Tee, Mineralwasser und Bier.

Wegen seines Eiweißreichtums und der leichten Verdaulichkeit werden Sojaprodukte und Fisch empfohlen, die einen Ausgleich schaffen für die durch das Schwitzen ausgeschiedenen Stoffe. Man sollte die Speisen nur mild würzen, und sie sollten fettarm sein, da im Sommer das Herz und im Spätsommer Milz und Magen gestärkt werden sollen. Besonders zu empfehlen sind

Sojasprossen, Tofu, getrocknete Pilze und getrockneter Seetang sowie alle Arten von Blattgemüse.

In China besonders beliebte Sommergerichte

☞ *Duftende Auberginen*

550 g Auberginen	1 Prise Zucker
100 g Schweinefleisch	1 Schuss Reiswein (trockener Sherry)
50 g scharfe Bohnenpaste aus	1 Tasse Gemüsebrühe
Sichuan (in Gläsern im Chinaladen)	1 TL Stärkemehl
1 EL frische Ingwerstreifen	ausreichend Pflanzenöl
1 EL gehackte Lauchzwiebeln	Reisessig
1 EL gehackter Knoblauch	

Die Auberginen waschen und mit der Schale in Streifen schneiden. Das Schweinefleisch in sehr feine Streifen schneiden. Die Auberginen in Öl einige Minuten ausbraten, bis sie durch und durch gar sind, dann aus der Pfanne nehmen. Erneut Öl in die Pfanne geben und die Fleischstreifen kurz darin anbraten, den Knoblauch und die scharfe Bohnenpaste hinzugeben und pfannenrühren. Dann Ingwerstreifen, Auberginen, Reiswein, Brühe und Zucker zugeben und zusammen schmoren. Das Stärkemehl mit etwas kaltem Wasser anrühren und damit das Gericht andicken. Vor dem Servieren mit etwas Essig beträufeln.

☞ *Salat aus Mungosprossen und Hühnerstreifen*

200 g Hühnerbrust	feine Ingwerstreifen
100 g frische Mungobohnensprossen	1 zerquetschte Knoblauchzehe
etwas Sesamöl	nach Belieben Salz, Reisessig, Zucker

Mungosprossen waschen. Hühnerbrust in kochendem Salzwasser garen, herausnehmen, abkühlen lassen, in feine Streifen schneiden und beiseite stellen. Mungosprossen im selben Wasser kurz blanchieren und abgekühlt über das Huhn geben. Die übrigen Zutaten zu einer Soße mischen und den Salat damit anmachen.

☞ *Salat mit Seetang und Glasnudeln*

100 g Seetang (Kombu-Alge)	1 zerquetschte Knoblauchzehe
100 g feine Glasnudeln	etwas Reisessig, Sojasoße und Salz

Den Seetang waschen und in feine Streifen schneiden, in einem Topf mit kochendem Wasser kurz brühen. Die Glasnudeln aufkochen, herausnehmen und abkühlen lassen. Beides in einer Schüssel mit den übrigen Zutaten anmachen.

🖐 Massage der Herzgegend

Da der Sommer die Jahreszeit des Herzens ist, gilt es, in dieser Zeit dessen Funktionen durch eine Massage zu stärken.

Aufrecht und schulterbreit stehen (bei schwacher Konstitution kann auch im Sitzen oder Liegen massiert werden), den Körper aber auf jeden Fall entspannen. Die Augen locker schließen und sich auf die Herzgegend konzentrieren. Die Hände flach übereinander legen (bei Frauen liegt die linke Hand oben, bei Männern die rechte). Zunächst im Uhrzeigersinn über dem Herzen sanft kreisend massieren, anschließend die Richtung ändern. In jede Richtung langsam 20- bis 30-mal kreisen. Ein Kreis entspricht dabei einem Atemzug. Nach der Massage die Hände eine kurze Zeit auf dem Herzen liegen lassen und in der Konzentration auf diesen Bereich verharren. Dabei dreimal bewusst atmen; beim Einatmen den Druck der Hände verstärken, beim Ausatmen locker lassen.

Diese Massage befördert den Blutkreislauf des Herzens und beugt Stauungen vor. Dadurch wird das Herz entlastet und in seiner Funktion gestärkt.

Urlaubs- und Reisezeit

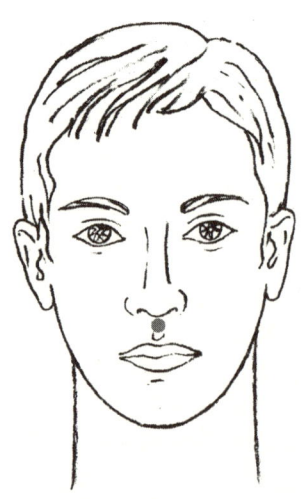

Für viele von uns ist der Sommer Reise- und Urlaubszeit, die in andere, oft ungewohnt heiße Klimazonen führt. Sollte es dann doch einmal zu einem Hitzeschlag oder einer plötzlichen Ohnmacht kommen, so kennen die Chinesen eine wirksame Erste-Hilfe-Maßnahme für dieses Problem: Man drückt bei dem Ohnmächtigen den *renzhong* (auch »Wassergraben« genannt, Rg26). Diese Übung heißt *qia renzhong*, »den *renzhong* kneifen«.

Renzhong ist der Punkt für die Nothilfe und liegt in der Rinne zwischen Nase und Oberlippe unmittelbar unterhalb der Nase.

In der chinesischen Gesundheitspflege spielen auch Klima, Wasser und Umgebung eine wichtige Rolle. Bei Ortsveränderungen kann es zu Irritationen kommen. Symptome dieser Art werden mit dem Ausdruck *shuitu bu fu,* »nicht angepasst sein an Wasser und Erde«, umschrieben. Dahinter verbergen sich oft Probleme mangelnder Hygiene, ungewohnte und unverträgliche Nahrungsmittel, Übermüdung und eine entsprechend schlechte Körperabwehr.

Eines der einfachsten stabilisierenden Mittel bei Durchfall auf der Reise ist die Einnahme von warmem (abgekochtem) Wasser, in das Zucker und Salz eingerührt werden kann. Dem Durchfall-Patienten sollte man außerdem kräftig das Steißbein auf und ab reiben, mit der flachen Hand über die Schulterblätter streichen und die Haut um den Nabel herum zwicken.

Übung

Massagen bei Übelkeit und Erbrechen

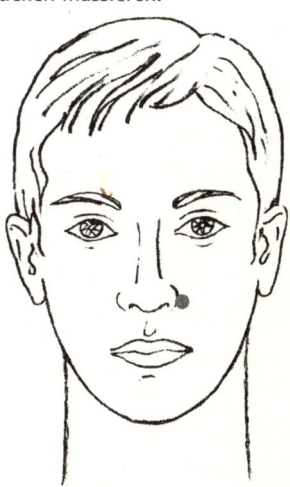

- Den Nacken durch kräftiges Kneten und Drücken massieren.
- Den Bereich um die Magengrube kneten.
- Das Brustbein mit dem Handballen auf und ab reiben.
- Die Haut zwischen den Augenbrauen kräftig auf und ab schieben.
- Den *yingxiang*-Punkt (»Empfangen der Wohlgerüche« IC20) aufwärts und abwärts massieren. Der Punkt befindet sich in der Vertiefung am unteren Rand des Nasenflügels.
- Nacken und oberen Rücken mit der flachen Hand leicht klopfen.

Bei einer durch Zugluft oder Überhitzung entstandenen Sommer-grippe hilft folgendes Rezept:

🍵 *Wassermelonen-Tomaten-Saft bei Sommergrippe*

1 Tomate
1 Stück Wassermelone

Die Tomate wird gewaschen und enthäutet, die Wassermelone entkernt. Beides wird klein geschnitten und in einem Entsafter entsaftet. Der Saft sollte täglich zweimal frisch getrunken werden. Er vertreibt innere Hitze, beseitigt Hitze-beschwerden und belebt den Speichelfluss und die Verdauung.

Ein weiteres sommerliches Übel sind Insektenstiche. Um die lästi-gen Biester fern zu halten, wird gegen Abend ein Beifußzweig verbrannt oder Mückenweihrauch angezündet. Moskitonetze, Fliegengitter und entsprechende Kleidung tun das Übrige. Hat sich eine Stechmücke doch einmal ein Stück Haut zum Stechen erobert, so hilft das wiederholte Abtupfen mit Reisessig, wobei man den Essig auf einen Wattebausch gibt und nicht zu kurz auf die Haut einwirken lässt. Der Essig lindert den Juckreiz und lässt die Schwellung zurückgehen. Bei Bienenstichen wird eine Paste aus klein gehacktem, gequetschtem Lauch und Honig aufgetra-gen.

Viele chinesische Haushalte halten sich zur Linderung von Mü-ckenstichen eine Aloe-Pflanze (*aloe vera*, vgl. Kapitel Haut & Haare). Man bricht eine Spitze der Pflanze ab und träufelt den Saft auf die Haut. Das lindert den Juckreiz und verhindert Ent-zündungen.

QIU
Der Herbst

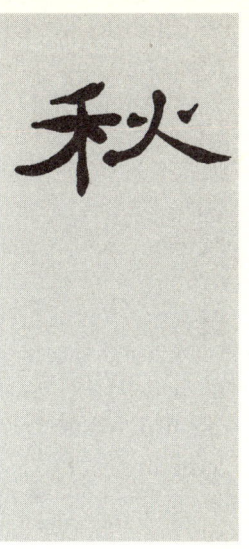

Der Herbst beginnt in China am 8. oder 9. August (*liqiu*) und endet am 7. oder 8. November (*lidong*). Es weht ein heftiger Wind, und auf der Erde hat alles klare Konturen, die Farben verändern sich. Jetzt ist die Zeit des Sammelns und Erntens. Man sollte mit den Hühnern zu Bett gehen und morgens mit den Hähnen aufstehen. Im Herbst sollte der Mensch seine Energien nach innen kehren und sammeln, um in Einklang zu stehen mit dem Welken der Natur. Er sollte innere Einkehr und Ruhe suchen und den Geist nicht ausschweifen lassen, damit die eigene Ernte unterstützt und das Yin genährt wird. Das Organ des Herbstes ist die Lunge, der das Element Metall zugeordnet ist. Metall erzeugt Wasser, das Element des Winters. Wer im Sommer nicht genügend Yang eingebracht hat, wird nicht genug Speicherenergie für den Winter haben.

Im Herbst ändern sich die klimatischen Bedingungen oft dramatisch. In China bezeichnet man eine späte Hitzeperiode, ähnlich unserem Altweibersommer, als *qiu laohu*, den »Herbsttiger«. Weil danach die Kälte oft unmittelbar einsetzt, ist der Körper zu dieser Zeit besonders anfällig für Infekte. Doch sollte man sich in dieser Jahreszeit nicht gleich zu warm anziehen. Ein allmähliches Abhärten des Körpers und eine Gewöhnung an die Kälte stärkt die Abwehrkräfte. Hierzu wird in China morgendliches kaltes Duschen empfohlen.

Ernährung im Herbst

In der Ernährung sollten jetzt scharfe zugunsten von sauren Nahrungsmitteln reduziert werden. Es wird empfohlen, Lauch, Ingwer, Knoblauch und Chili nur noch sparsam zu verwenden und dafür vermehrt Zitrusfrüchte und chinesischen Weißdorn (*fructus crataegi pinnatifidae*) zu essen. Aus Weißdornfrüchten wird in China ein säuerlich schmeckendes Gelee hergestellt, eine bei Kindern und Erwachsenen gleichermaßen beliebte Süßigkeit. Den ganzen Winter über kann man auf den Straßen Spieße mit kandierten Weißdornfrüchten kaufen, ein schmackhafter und mundwässernder Vitaminlieferant.

Im Herbst muss man an die Stärkung des Körpers für den bevorstehenden Winter denken. Dies geschieht durch Nahrungsmittel mit nährenden und wärmenden Eigenschaften oder durch entsprechende Zusätze zu den Speisen. Schlange und Hund gehörten traditionellerweise zu diesen Herbstgerichten. Für die Essgewohnheiten in unseren Breiten ist Lammfleisch, vorzugsweise mit Knoblauch gekocht, das geeignete Herbstessen. Fleischbrühen und Hühnersuppen werden im Herbst die roten Beeren des Bocksdorn (*fructus lycii*, hier in Apotheken oder im Chinaladen erhältlich) zugesetzt. Mit dem Herbstanfang darf auch das stärkende Tonikum Ginseng wieder eingenommen werden, das im Sommer wegen zu großer Hitzebildung verboten ist. (Vorsicht bei hohem Blutdruck!) Wer Ginseng zu sich nimmt, sollte dazu weder grünen noch schwarzen Tee trinken, da diese die Heilwirkung der Wurzel abschwächen oder gar aufheben können. Dasselbe gilt für Rettich.

In China hat man schon früh erkannt, dass der eigene Speichel eine wichtige Schutzfunktion übernimmt. Schon in dem Medizinklassiker *Shishi milu*, ›Geheime Aufzeichnungen aus der steinernen Kammer‹, wird eine einfache, aber wirkungsvolle

Übung beschrieben, die vor allem im Herbst zur Anwendung kommt:

🖐 Die Heilkraft des Speichels

Morgens nach dem Erwachen setzt man sich im Bett auf und versucht, den Geist zu sammeln. Man legt die Zungenspitze an den Gaumen. Eine andere Methode besteht darin, bei geschlossenem Mund und locker aufeinander gelegten Zähnen Bewegungen auszuführen als spüle man den Mund aus. In beiden Fällen wird die Speichelbildung angeregt. Wenn sich ausreichend Speichel im Mundraum angesammelt hat, soll man ihn langsam und bewusst schlucken und mit den Gedanken in den Unterbauch lenken.

Die moderne Medizin hat gezeigt, dass mit dieser Methode die im Speichel vorhandenen Enzyme, Säuren und Antikörper ihre verdauungsfördernde und antibakterielle Wirkung besonders gut entfalten können. Außerdem wirkt der Speichel im Sinne der traditionellen chinesischen Medizin *yin*-stärkend und benetzend.

Bergsteigen gegen herbstliche Verstimmung

Viele Menschen, in China wie im Westen, lassen sich vom Welken in der Natur und dem zurückgehenden Licht beeinflussen und neigen in dieser Zeit zu Verstimmungen und Depressivität. Trauer und Depression schlagen nach chinesischer Auffassung besonders auf die Lunge. Daher sollte man im Herbst vermehrt darauf achten, diese negativen Tendenzen auszugleichen und sich an den positiven Seiten des Herbstes – der Ernte und der Farbenpracht – zu erfreuen.

Als besonders wirksames Rezept gegen diese Stimmungsschwankungen gilt in China das Bergsteigen. Darunter ist nicht sportliche Höchstleistung zu verstehen wie bei uns, sondern das *denggao shangjing*, »den Rundblick genießen«. In vornehmen Kreisen pflegte man bei diesen Ausflügen auch Chrysanthemen zu betrachten und Flusskrebse zu verzehren. Dabei wurde kräftig dem Reiswein zugesprochen. Der traditionelle Tag dafür war der 9. Tag des 9. Monats im Mondkalender, also etwa Anfang Oktober. Das ist auch hier die große Zeit der Bergsteiger, aber die leistungs- und zielorientierten Menschen hierzulande vergessen oft, sich die Muße für einen Körper und Seele erbauenden Rundblick zu nehmen.

Die Lunge als Organ des Herbstes muss in dieser Jahreszeit besonders gepflegt werden. Sie reguliert das Auf- und Absteigen des Qi im gesamten Körper. Man kann ihre Funktionen durch massierende Armbewegungen fördern und unterstützen:

Übung

✍ Lungenmassage

Man steht aufrecht, die Füße in Schulterbreite, die Fußspitzen parallel nach vorne ausgerichtet. Bei schwacher Kondition kann die Übung auch im Sitzen oder Liegen durchgeführt werden. Auf jeden Fall sollte der Körper entspannt sein; die Augen sind locker geschlossen. Die Gedanken konzentrieren sich auf die beiden Lungenflügel. Beide Hände mit gespreizten Fingern auf den Brustkorb legen. Mit beiden Händen den Brustkorb gegenläufig massieren, zuerst zur Mitte hin, dann zu den Seiten.

Als Nächstes beide Hände unter die Achseln legen und parallel auf und ab streichen. Einmal auf, einmal ab bildet einen Bewegungsablauf, der 20-mal wiederholt wird. Danach beide Hände wieder auf den Brustkorb legen. Beim Ausatmen drücken, beim Einatmen locker lassen, und zwar je dreimal.

Eine Abfolge von Übungen, speziell für den Herbst, wurde von Sun Simao in seinem während der Tang-Dynastie (618–907) verfassten Werk *Qianjin yaofang,* ›Rezepte – Gold wert‹, zusammengestellt. Aus dieser Übungsfolge kann sich jeder, der nicht die nötige Zeit, Geduld oder Kondition aufbringt, um alle Übungen durchzuführen, auch einzelne auswählen.

🖐 Übungsformen für den Herbst

1. Finger- und Handgelenkübung

Die Hände zu einer Faust ballen und in den Handgelenken locker kreisen. Dann die Hände zusammenführen. Die Finger verschränken sich spielerisch ineinander, als ob sie miteinander ringen.

2. Arm- und Handgelenkübung

Die Finger ineinander verschänken, dann mit gestreckten Armen die Handflächen nach außen wenden und wieder zurück zum Körper drehen, insgesamt 30-mal.

3. Beinmassage

Erst beide Handflächen gegeneinander reiben, bis sie warm sind. Beide Hände an das Knie legen, und zwar an die Außen- und Innenseiten. Von dort aus seitlich am Unterschenkel 30-mal rasch auf und ab fahren.

4. Massage der Oberschenkel

Die Oberschenkel auf gleiche Weise kräftig reiben.

5. Den Bogen spannen

Die linke Hand nach vorne strecken, als hielte man einen Bogen. Mit der rechten Hand die Sehne des Bogens in voller Länge spannen, das heißt die rechte Hand kraftvoll nach hinten ziehen. Dann die Seite wechseln und je 30-mal wiederholen.

6. Ins Leere boxen

Die rechte Hand in die Taille stemmen. Mit der Linken eine Faust bilden und 30-mal nach vorne ins Leere boxen. Dann die Seite wechseln.

7. Den Himmel stützen

Den linken Arm mit gestreckter Hand nach oben über den Kopf führen, als wollte man den Himmel stützen. Diese Bewegung kraftvoll 30-mal ausführen, dann die Seite wechseln.

8. Die Brust öffnen

Die linke Hand zu einer Faust ballen und seitlich nach links strecken. 30-mal seitlich ins Leere boxen, dann die Seite wechseln.

9. Übung für die Lendenwirbelsäule

Aufrecht auf dem Bettrand sitzen. Den Rumpf mit gerader Wirbelsäule nach links neigen. Zurück in die Ausgangsposition und dasselbe nach rechts. In jede Richtung 30-mal.

10. Hüftdrehen

Die Hände an den Hinterkopf legen und im Stehen die Hüften 30-mal bei festem Stand hin und her drehen. Die Bewegung muss nicht ausladend sein und sollte locker erfolgen.

11. Den Hintern heben

Am Boden sitzend beide Hände neben den Körper legen und sich am Boden abstützen. Das Kinn gegen die Brust drücken und einen runden Rücken machen. Dann den Körper mit den aufgestützten Händen 30-mal leicht anheben.

12. Den Rücken klopfen

Die Hände zu lockeren Fäusten ballen. Zuerst mit der Linken, und zwar mit dem so genannten »Tigerrachen« (das Polster zwischen Daumen und Zeigefinger), 30-mal den Rücken klopfen. Dann auf die rechte Hand wechseln.

13. Tigerblick

Sich auf dem Boden oder auf einem harten Bett kniend auf beide Hände stützen (Vierfüßlerstand). Zuerst den Kopf zur linken Seite drehen und drei Minuten lang wie ein Tiger sein Opfer fixieren. Sich aufrichten, etwas lockern und das Ganze auf der rechten Seite wiederholen.

14. Dehnübung
Auf dem Bett sitzend beide Beine gerade vorstrecken, die Zehen zeigen zur Decke. Den Oberkörper langsam nach vorne neigen und dabei mit der linken Hand die rechte innere Fußsohle zu berühren versuchen. Diese Bewegung, die 14-mal wiederholt werden sollte, wird einem nach häufigem Üben immer leichter fallen. Auf der anderen Seite wird gegengleich geübt.

Massage zur Nierenstärkung

Ein spezifisch weibliches Leiden im Herbst schildert eine Passage aus dem ›Kompendium der chinesischen Naturheilkunde‹ (*Zhongguo ziran liaofa daquan*), die wir hier wörtlich wiedergeben wollen. Sie zeigt, wie in China Partner und Familienangehörige in die Gesundheitsvorsorge und Therapie ganz selbstverständlich mit einbezogen werden.

Warum ist der Ehefrau kalt?
Der Ehemann bemerkt, dass seine Frau im Herbst zum Frösteln neigt, besonders wenn sie schlank oder geschwächt ist. Er wird feststellen, dass sie sich, obwohl die Temperaturen noch gar nicht so kalt sind, wärmer anzieht. Es handelt sich dabei um das »Kälte-Mangel-Syndrom«, das häufig von Schwindel, Menstruationsbeschwerden, Durchfall und Gliedersteifheit begleitet wird. Einem aufmerksamen Ehemann wird ferner auffallen, dass seine Frau blass ist, dass sich kalter Schweiß auf ihren Handflächen und Fußsohlen bildet und dass sie nicht am gemeinsamen Eheleben interessiert ist. Wenn sie aber zum Arzt geht, wird dieser selbst mit modernen Diagnosemethoden keine Erkrankung fest-

stellen können. In einem solchen Fall kann der Mann ihr mit einfachen Massagetechniken helfen.

Chinesische wie auch westliche Mediziner führen dieses Phänomen auf ein jahreszeitlich bedingtes Problem im Hormonhaushalt zurück. Abhilfe kann eine Massage zur Erwärmung der Niere schaffen.

✋ Massagen gegen das Kälte-Mangel-Syndrom

1. Fußmassage

Die Frau legt einen Fuß auf den Oberschenkel des Mannes, und er massiert mit seinem Daumen die Grube in der Sohle des Vorderfußes (*yongquan*, »Sprudelnde Quelle« R1), und zwar mit gleichmäßigem Druck 30-mal in jede Richtung.

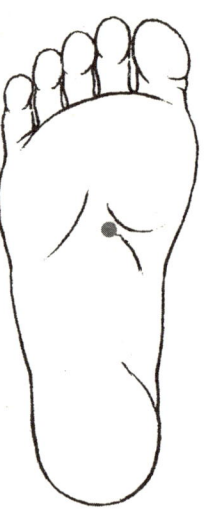

Einen Zentimeter unter dem inneren Fußknöchel liegt *zhaohai* (»Das Meer der Erhellung« R6). Dieser Punkt wird zunächst 30-mal gedrückt, dann massiert man mit kreisförmigen Bewegungen die Region um diesen Punkt (20-mal), wobei noch andere Punkte auf dem Nierenmeridian aktiviert werden. Durch das Massieren erwärmt sich der Fuß.

2. Den Rücken klopfen

Die Frau sitzt, der Mann steht hinter ihr und klopft ihr sanft mit der flachen Hand über die untere Rückenpartie (30-mal). Besonders beiderseits der Wirbelsäule und um das Kreuzbein liegen wichtige Reizpunkte des Nierenmeridians.

3. Den Nabel umkreisen

Mit der flachen Hand umkreist der Mann den Nabel der Frau. Dann massiert er schwerpunktmäßig etwa zwei Zentimeter rechts und links des Nabels, wo *tianshu* (»Angel des Himmels« S25) liegt, und zwar auf jeder Seite 10-mal. Anschließend fährt er, den Nabel als Mittelpunkt nehmend, mit der Hand 10-mal auf und ab. Auf dieser Linie befinden sich viele wichtige Reizpunkte. Die Methode ist besonders wirksam bei Frösteln, das mit Durchfall einhergeht.

DONG
Der Winter

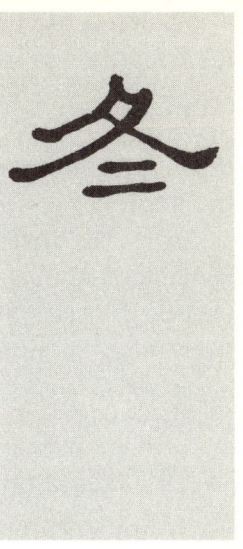

Die drei Wintermonate vom 7. bzw. 8. November (*lidong*) bis zum Frühlingsanfang am 4. oder 5. Februar (*lichun*) sind die Periode des Verschließens und Speicherns. Im Winter ist das Wasser zu Eis gefroren, und der Boden reißt vor Kälte. Man sollte früh zu Bett gehen und darf nun auch endlich lange schlafen, möglichst bis die Sonnenstrahlen das Bett erreichen. Es wird empfohlen, sich vor der Kälte zu schützen und die Wärme zu suchen. Die Haut darf nicht zu viel schwitzen. Die Yang-Energie, die im Winter ruht, sollte man möglichst nicht stören. Seine Gedanken sollte man für sich behalten, nicht nach außen tragen und hüten wie ein Geschenk. Wer gegen die Speicher-Regel des Winters verstößt, beeinträchtigt die Niere, der das Element Wasser zugeordnet wird. Wer das Wasser (Niere) im Winter nicht pflegt, wird dem Holz (Leber) des Frühjahrs die Wachstumsmöglichkeit nehmen und an Impotenz leiden.

China vereint viele unterschiedliche Klimazonen, doch ein großer Teil des Landes kennt den Winter. Im Norden kann er mit anhaltendem Frost und starken Schneefällen sogar noch bedeutend kälter sein als hierzulande. Dementsprechend haben die Chinesen Techniken und Rezepte entwickelt, um sich gegen Kälte und ihre Krankheitsfolgen zu wappnen, denn Kälteeinwirkung schädigt das Yang im Körper. Als Erstes fallen dabei die dicken mit Baumwolle wattierten Jacken und Hosen ins Auge, die im Winter – neben moderner Thermokleidung – das Straßenbild bestimmen. Man kann den Körper aber auch auf andere Weise gegen Kälteeinwirkung und die damit verbundene erhöhte Anfälligkeit schützen.

Besonders wichtig ist es, die Füße warm zu halten. Kalte Füße führen nicht nur zu Erkältungen, sondern verursachen unter Umständen auch Bauchschmerzen und Durchfall, Kreuz- und Beinschmerzen sowie Menstruationsbeschwerden. Hier hilft neben angemessener Kleidung und ausreichender Bewegung ein warmes Fußbad oder eine Fußmassage (siehe S. 44).

Auch der Rücken, über dessen Mitte der wichtigste Yang-Meridian verläuft, muss warm gehalten werden. In China werden die wenigen warmen Mittagsstunden daher gerne von alten Leuten genutzt, um sich den Rücken einmal richtig durchwärmen zu lassen, was außerdem die Abwehrkräfte und die Kalziumaufnahme fördern soll.

Wärmende Nahrungsmittel

Es liegt nahe, gerade im Winter, wo die Kälteeinwirkung von außen besonders stark ist, wärmende Nahrungsmittel (vgl. Einleitung S. 16 f.) zu sich zu nehmen und sich damit sozusagen auch innerlich auszupolstern.

- Heiße Nahrungsmittel mobilisieren die Abwehrkräfte und verhindern Kältezustände im Körper. Dazu gehören scharfe Gewürze (schwarzer Pfeffer, Curry, Zimt, Muskat und Knoblauch), getrockneter Ingwer, Chili und hochprozentiger Alkohol, Früchte wie Aprikosen, Ananas und Grapefruit, Gemüse wie Fenchel, Paprika und weißer Rettich sowie Hammel und alle gegrillten Fleischgerichte.

- Warme Nahrungsmittel erwärmen den Körper und können in größeren Mengen verzehrt werden als die heißen Nahrungsmittel. Dazu zählen: frischer Ingwer, Lauch, Zwiebeln und Schalotten, Rote Beete, Huhn, Lamm und die meisten Fischsorten sowie Käse. Als warme Früchte gelten: Pfirsiche, süße Melonen, Pflaumen, Beeren, Kirschen, Litschis, Kumquats und Getränke wie schwarzer Tee, Kakao und Rotwein sowie Essig.

Zwei Dinge, die bei uns als wirksame Erkältungsmittel bekannt sind, bewirken nach chinesischer Vorstellung genau den gegenteiligen Effekt.

- Die thermische Qualität von Zitrusfrüchten ist kühl (Ausnahme Grapefruit). Sie sind wegen ihres hohen Vitamin-C-Gehalts zwar wirkungsvoll in der Abwehr gegen Erkältung, ist man aber bereits erkrankt, so fördern sie die innere Kälte und wirken damit der Genesung entgegen.

- Die hierzulande so beliebte heiße Milch mit Honig führt nach chinesischer Ansicht zu Verschleimung und verschlimmert dadurch die Symptome, statt sie zu lindern. Als besonders schleimlösend gilt dagegen der Rettich (siehe S. 56).

Zu den wärmenden Substanzen, die sich besonders gut zur Vorbeugung und Behandlung von Erkältungen eignen, zählt der Ingwer. Er ist auch bei uns problemlos sowohl getrocknet als auch frisch erhältlich, hat eine angenehme Schärfe und ist leicht zu verarbeiten. Zur allgemeinen Vorbeugung gegen Erkältung werden die folgenden beiden Rezepte empfohlen, die die wärmenden Eigenschaften des Ingwers nutzen und verstärken.

☕ *Ingwertee*

Brühen Sie Ihren gewohnten schwarzen Tee (im Gegensatz zum grünen Tee hat der fermentierte Schwarztee die Eigenschaft »warm«) ausnahmsweise zusammen mit ein paar Scheiben frischem Ingwer auf. Lassen Sie ihn lange ziehen und schmecken Sie ihn nach Bedarf mit Honig und Milch ab.

☞ Reiswein mit Ingwer

50 g frischer Ingwer
100 g Zucker
$\frac{1}{2}$ l chinesischer Reiswein (Shaoxingjiu)

Den Ingwer waschen und in dünne Scheiben schneiden. Dann zusammen mit dem Zucker in eine Flasche geben und mit dem Reiswein aufgießen. Den Ansatz 7 Tage verschlossen stehen lassen. Zweimal täglich je 20 ml trinken.

Das folgende Rezept kombiniert die wärmenden Eigenschaften des Ingwers mit den antibakteriellen des Knoblauchs. Zur Lösung der heilkräftigen Substanzen wird Essig verwendet, der auch in China seit alters als Grundstoff für viele Heilrezepte dient. Schon früh wurden seine konservierenden, entgiftenden und den Stoffwechsel und die Verdauung anregenden Eigenschaften erkannt. Er wird aus Reis hergestellt, kann hell oder dunkel sein und wird in vielen Geschmacksrichtungen angeboten. Er ist in der Regel milder als unsere Essigsorten. Um den charakteristischen Geschmack zu erzielen, sollten Sie sich den in allen Chinaläden erhältlichen dunklen Essig (am besten Duftessig aus der Provinz Zhejiang) besorgen. Falls nicht vorhanden, kann stattdessen auch heimischer Obstessig (keine Essigessenz!) verwendet werden. Das folgende Rezept dient der Vorbeugung von Atemwegserkrankungen und sollte dann eingesetzt werden, wenn um Sie herum schon alles schnupft und hustet.

☞ Knoblauch und Ingwer in Essig

50 g frischer Ingwer
50 g Knoblauch
$\frac{1}{4}$ l Essig

Den Ingwer waschen und in feine Streifen schneiden. Die Knoblauchzehen enthäuten und in Scheibchen schneiden. Beides in ein Schraubglas füllen und mit dem Essig übergießen, dann 30 Tage verschlossen stehen lassen. Täglich zweimal je 10–20 ml Essigsud trinken, dazu vom Ingwer und Knoblauch essen.

Wundermittel kaishui

Vermehrte Flüssigkeitszufuhr hilft dem Körper, mit Erkältungen besser fertig zu werden. Dabei müssen es nicht immer Tees oder Säfte sein, die man zu sich nimmt und gegen die man auf die Dauer eine Aversion entwickeln kann. Diese Getränke haben zudem, in größeren Mengen genossen, oft unerwünschte Wirkungen, sei es, dass sie zu sehr anregen, dass sie den Magen übersäuern oder zu viel Zucker und/oder Kohlensäure enthalten. In China greift man in solchen Fällen traditionell zum abgekochten Wasser, *kaishui*. In Thermoskannen steht es in jedem Heim, Büro oder Zug bereit und dient nicht nur der Teezubereitung, sondern wird auch lauwarm getrunken. Dadurch erhält der Körper bei erhöhtem Feuchtigkeitsbedarf die nötige Flüssigkeitsmenge, ohne dass er mit anderen Substanzen belastet wird.

Energie und Vitalität durch Nierenmassage

Der Niere als Organ des Winters gilt nun die besondere Aufmerksamkeit. Sie beherbergt die Körperessenzen. Gleichzeitig ist sie zuständig für die Fortpflanzung und das Wachstum des Menschen, denn sie speichert das Qi und die Essenzen, die wir schon bei der Geburt mitbringen. Im ›Klassiker des Gelben Kaisers‹ (*Huangdi Neijing*) werden die Lenden als »Residenz der Nieren« bezeichnet, deshalb ist die Nierenmassage im Grunde eine Lendenmassage. Vor allem die so genannten »Lendenaugen« (Vertiefungen vier Finger breit links und rechts des dritten und vierten Lendenwirbels) scheuen Kälte und lieben Wärme. Der Lendenbereich bildet die Hauptachse des Rumpfes und ist jeder kleinsten Bewegung ausgesetzt. Eine regelmäßige Massage dient nicht nur der Stärkung der Nieren, sondern verleiht auch mehr Energie und Vitalität: ein federnder Gang, Beweglichkeit, geistige Frische und eine gerade Haltung bis ins hohe Alter.

༺ Nierenmassage für den Winter

Die Massage kann im Stehen oder im Sitzen ausgeführt werden. In jedem Fall sollte der Lendenbereich gerade und entspannt sein. Man konzentriert sich auf die beiden Nieren. Die Handflächen legt man unterhalb der Taille links und rechts neben die Wirbelsäule. Wohlbeleibte Menschen können auch den Handrücken auflegen. Nachdem beide Hände eine Zeitlang ruhig dort gelegen haben, reibt man 20- bis 30-mal geradlinig auf und ab, so lange, bis sich die Lendengegend heiß anfühlt. Bei akuten Beschwerden sollte man bis zu 100-mal auf und ab reiben, so dass der ganze Körper in Schweiß ausbricht. Danach bleiben die Hände auf dem Ausgangspunkt liegen, und man massiert den Nierenbereich mit kreisförmigen Bewegungen ungefähr 20- bis 30-mal. Abschließend atmet man dreimal aus und wieder ein, wobei die Hände beim Ausatmen einen sanften Druck ausüben und beim Einatmen loslassen.

༺ Hodenmassage

Die Hoden werden in der traditionellen chinesischen Medizin als »Außennieren« bezeichnet, da beide Organe zum selben Funktionskreis gehören.

Der Mann sitzt oder liegt während der Übung und sollte zuvor die Blase entleert haben. Zunächst muss er die Handflächen aneinander reiben, bis sie heiß sind. Jede Hand nimmt einen Hoden und massiert ihn 50- bis 100-mal vorsichtig, so als würde sie mit einer Qi-Gong-Kugel spielen, bis eine Spannung spürbar wird, die aber nicht unangenehm sein darf. Danach ebenfalls 50- bis 100-mal mit allen Fingern sanft in die Länge ziehen. Als Nächstes mit der einen Hand den gesamten Hodensack halten, die andere Hand mit der Außenkante in die Leistenbeuge legen und leicht auf und ab reiben. Auf jeder Seite 50- bis 100-mal wiederholen.

Diese Massage wärmt die Nieren, stärkt das Yang, festigt den Samen, verlangsamt den Alterungsprozess und hilft bei Impotenz, Pollution und bei vorzeitigem oder ausbleibendem Samenerguss. Außerdem stimuliert diese Massage das sexuelle Verlangen.

Gut gerüstet ins kalte Winterwetter

✋ Vorbeugende Nasenmassage

Die Nase ist das Tor der Atemwege, also die vorderste Front, um von außen einströmende Krankheitserreger abzuwehren. Durch eine gezielte Massage kann man sie in ihrer Abwehrkraft stärken. Mit dem ersten Kälteeinbruch beginnend sollte man mehrmals täglich die Nase massieren – besonders an zugigen Bushaltestellen, wenn man ohnehin nichts Besseres zu tun hat. Man fährt dazu mit den beiden Mittelfingern mit leichtem Druck an den Nasenflügeln 18-mal (bei akuter Kälte 38-mal) auf und ab. Man kann die Finger entweder parallel oder gegenläufig bewegen, wobei jeweils eine Aufwärts- und eine Abwärtsbewegung als Einheit gezählt werden.

Sie werden durch die Anregung der lokalen Durchblutung zunächst eine angenehme Erwärmung verspüren. Damit erschöpft sich der Effekt dieser simplen, aber wirksamen Übung allerdings nicht. Denn die Durchblutung fördert wiederum die Sekretbildung und aktiviert die im Nasenschleim enthaltenen Abwehrstoffe und Enzyme, die daraufhin ihr Vernichtungswerk an den bakteriellen Eindringlingen vollziehen können. Ferner aktiviert die Aufwärts- und Abwärtsbewegung die Härchen im Naseninnenraum, die nun ihrerseits Staub und Bakterien über die Kehle abtransportieren. Der dadurch garantierte konstante Feuchtigkeitsfilm und die gleichbleibende Temperatur in der Nase verhindern ferner, dass die kalte Luft unmittelbar in die Lunge gelangen und dort Schaden anrichten kann.

✋ Ohrenmassage

Wer große Ohren hat, lebt lange, heißt es in China, und chinesische Buddhastatuen zieren immer große Ohren. Es konzentrieren sich dort besonders viele Reizpunkte für Akupunktur und Akupressur, die man aber auch mit einer einfachen Massage gezielt ansprechen und positiv beeinflussen kann. Die folgende Ohrenmassage hilft zur Vorbeugung wie auch zur Behandlung von akuten Erkältungsbeschwerden.

Zunächst das ganze Ohr reiben, dann die Ohrenränder ausstreichen und den am unteren Teil des Ohres hervorstehenden Knorpel, der im Chinesischen

»Ohrparavent« genannt wird, kneten. Anschließend das Ohrläppchen einige Dutzend Male schnell und kräftig zupfen. Man wird daraufhin am Ohr und am gesamten Körper Wärme empfinden. Diese Massage wirkt auch schmerzlindernd bei Mandelentzündung, Halsschmerzen und Zahnschmerzen.

✋ Akupressur bei Erkältung

Zeigen sich die ersten Symptome einer Erkältung, verschafft eine Serie von Akupressurübungen Linderung, die täglich zwei- bis dreimal durchgeführt werden sollte. Reiben Sie dabei unter erheblichem Druck kreisförmig den angegebenen Punkt. Welchen Finger Sie dabei benutzen, hängt jeweils von der optimalen Erreichbarkeit ab, meist bietet sich, wenn nicht anders angegeben, der Zeigefinger an, der in der Regel auch am kräftigsten ist. Der Druck muss zumindest einige Minuten lang auf den Akupressurpunkt einwirken, damit ein positiver Effekt erzielt werden kann. Sollte sich ein Punkt dabei als schmerzhaft erweisen, so bestätigt das nur, dass man die richtige Stelle getroffen hat.

1. Den Punkt zwischen den inneren Enden der Augenbrauen kreisförmig reiben.
2. Die Schläfen in etwas größeren Kreisen massieren.
3. Die Stirn mit beiden Händen von der Mitte zu den Schläfen hin ausstreichen.
4. Dort reiben, wo die Nasenflügel festgewachsen sind.
5. Beidseitig am Nasenbein entlang auf und ab fahren.
6. Die Hände nach innen verschränkt an den Hinterkopf legen und mit den Daumen die Vertiefung im Knochen hinter dem Ohrläppchen massieren.
7. Kurz hinter dem Handgelenk den Arm auf der Innen- und Außenseite drücken.
8. Den Punkt in der Gabelung von Daumen und Zeigefinger drücken (*hegu*, »Vereinte Täler« IC4).
9. Das Brustbein am Kreuzpunkt einer gedachten Linie zwischen den Brustwarzen reiben (*tanzhong*, »Vorhof der Brust« Rs17).
10. Die gesamte obere Brustpartie kräftig mit der flachen Hand reiben.

Das Spiegelei in Sesamöl braten. Sobald es gestockt ist, wird das Ei eingeklappt, so dass der Dotter bedeckt ist (Taschenei). Essig darüber sprenkeln und noch eine Weile weiter garen.

☞ Tofu mit Essig

250 g Tofu	25 g Duftessig
20 g Speiseöl	etwas Salz und gehackte Lauchzwiebeln

Öl in die erhitzte Pfanne geben. Wenn es heiß ist, die Lauchzwiebeln darin braten, bis sie duften. Den in Würfel geschnittenen Tofu dazugeben und pfannenrühren, bis der Tofu zerbröckelt ist. Mit Salz und Essig abschmecken.

Dieses Gericht sollte man zweimal am Tag warm zu sich nehmen. Es wirkt entgiftend, hustenlindernd und schleimlösend.

☞ Gedämpfte Birne

Für dieses schmackhafte und zugleich hustenlindernde Gericht schält man eine Birne, entfernt das Kernhaus und viertelt sie. Dann gibt man sie zusammen mit ca. 2 TL Honig in eine Porzellanschale und dämpft sie im Wasserbad (am besten stellt man sie in einem Topf mit wenig Wasser auf eine umgestülpte Untertasse). Wenn die Birne weich ist, isst man sie warm zusammen mit dem Honig-Birnen-Saft. Zweimal täglich anwenden.

☞ Kräuter gegen Halsschmerzen

Aus den folgenden Zutaten können Sie sich einen wirksamen Tee zum Gurgeln bereiten.

3 g Süßholz	30 getrocknete Geißblatt-Blüten

Die Kräuter mit Wasser aufkochen, abkühlen lassen und immer wieder gurgeln.

☞ Suppe aus Mungobohnen und Lilienknolle

20 g Mungobohnen (im Chinaladen)
15 g Lilienknolle (*lilium* getrocknet, im Chinaladen oder in Apotheken)
etwas Kandiszucker

Die Zutaten in einem kleinen Topf mit ca. 750 ml Wasser so lange kochen, bis die Bohnen weich sind und aufplatzen. Täglich einmal eine Woche lang die Brühe trinken und Bohnen und Lilienknolle essen.

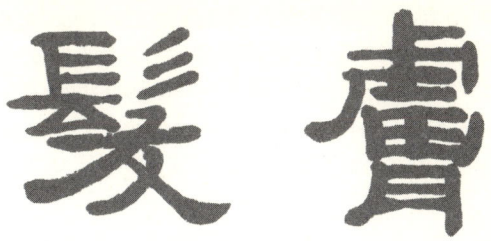

Haut & Haare

R*en zhi fafu, shou zhi fumu* – »Haut und Haare haben uns die Eltern geschenkt«. In diesem Sprichwort, das die eigene Verantwortung gegenüber dem Körper betont, stehen Haut und Haare stellvertretend für den gesamten Leib. Man kann daran die Bedeutung ermessen, die ihnen in China zukommt. Haut, Haare und Nägel sind nach Auffassung der traditionellen chinesischen Medizin mit dem Blut verbunden und spiegeln den Zustand von Leber und Nieren wider. Daher betreiben die Chinesen nicht nur eine äußere Kosmetik, sondern auch eine innere, indem sie die jeweiligen Organe durch gezielte Ernährung und Übungsformen ansprechen. Das wirkt sich gleichzeitig positiv auf die äußere Erscheinung aus. Auch die Haarfarbe wird nicht nur als Altersindikator verstanden, und es ist nicht Eitelkeit allein, die den Wunsch nach schwarzem, glänzendem Haar bestimmt. Auch hier kann die Heilwirkung bestimmter Nahrungsmittel hilfreich sein.

Eine alte chinesische Geschichte erzählt von einer angehenden jungen Braut, deren einziger Makel ihre großporige, grobe Haut war. Ein halbes Jahr vor der geplanten Hochzeit ging sie zu einem Arzt und klagte ihm ihr Leid. Bei der Untersuchung stellte er fest, dass ihre Haut tatsächlich der eines gerupften

Huhns glich. Dennoch versprach er Abhilfe und gab ihr ein Rezept: Samen der Hiobsträne (*coix lacryma*) wurden getrocknet und zu Mehl gemahlen. Daraus wurde ein Brei gekocht, den das Mädchen zwei bis drei Monate lang regelmäßig zu sich nahm. Am Tag der Hochzeit war ihre Haut fein, glänzend und geschmeidig.

Die Samen der Hiobsträne sind in der chinesischen Medizin ein anerkanntes Mittel gegen Ekzeme, Ödeme und Fußpilz. Sie haben die Funktion, schädliche Feuchtigkeitsansammlungen aus dem Körper auszutreiben und die Milz zu stärken. Viele Hautprobleme sind auf eine solche Symptomatik zurückzuführen. Aber noch etwas anderes wollen die Verfasser chinesischer Heilkundebücher ihren Lesern durch derartige, teils recht drastische Geschichten vermitteln: Auch wenn nicht jeder so stark motiviert ist wie die angehende junge Braut, so sind doch Geduld und Ausdauer vonnöten, wenn eines dieser sanften Hausmittel – seien es nun Heilrezepte oder Massagetechniken – die gewünschte Wirkung erzielen soll.

Auf die Verfassung von Haut und Haaren hat die Ernährung begreiflicherweise großen Einfluss. In China, wie mittlerweile auch hier im Westen, hat man das Problem der Übersäuerung erkannt und rät zu ausgewogener bis basischer Ernährung. Dabei wirkt sich nicht unbedingt auch sauer aus, was sauer schmeckt. Paradoxerweise sind es vor allem der Industriezucker und die im Körper zu Zucker umgewandelten Kohlenhydrate (etwa aus Weißmehl), die uns übersäuern. Viel Obst, Gemüse, Hülsenfrüchte und Seetang wirken sich dagegen positiv auf den Säuren-Basen-Haushalt aus. Außerdem wird in China auf den richtigen Zeitpunkt der Nahrungsaufnahme geachtet. Dies gilt für die Jahreszeit wie auch für die Tageszeit. Ein Sprichwort sagt: »Obst am Morgen ist Gold, Obst am Mittag ist Silber, Obst am Abend ist Kupfer.« Ja es gilt sogar als schädlich, am Abend noch rohes Obst oder Gemüse zu sich zu nehmen, denn es bleibt über Nacht unverdaut im Darm liegen, was zu Gärung und Blähungen führen kann. Vorsicht also mit dem berühmten kleinen Salatteller zum Abendessen, der sich als so kalorienarm und vitaminreich empfiehlt. Was als leichtes Mittagessen der Gesundheit zuträglich ist, wird am Abend eher schaden als nutzen.

Innere Kosmetik

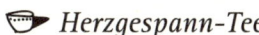 ### *Herzgespann-Tee*

Den in der Apotheke erhältlichen Herzgespann-Tee (*leonorus artemisia*) zwanzig Minuten köcheln lassen und dann abseihen. Mit dem erkalteten Sud morgens und abends das Gesicht abreiben. Der Sud hält sich im Kühlschrank längere Zeit. Herzgespann regt die Durchblutung an, beschleunigt den Stoffwechsel der Haut und hat eine fungizide Wirkung.

Bocksdornbeeren mit Kandis

Die kleinen roten Bocksdornbeeren (erhältlich in Apotheken oder Chinaläden) mit einem Hackmesser zerkleinern und mit wenig Wasser zusammen mit Kandis zu einer dicken Suppe einkochen. Von diesem Sirup täglich zwei Esslöffel einnehmen.

Bocksdorn strafft die Haut, zögert ihr Altern hinaus, macht die Wangen rot und das Haar glänzend. Außerdem sind die Beeren, die besonders viel Kalzium, Phosphor, Eisen und Zink enthalten, gut für die Augen und stärken das Immunsystem.

Dattel-Erdnuss-Suppe

10 große chinesische Datteln (Jujuba-Datteln;
man erhält sie getrocknet im Chinaladen)
20 geschälte Erdnusskerne (auf keinen Fall gesalzen!)

Datteln und Erdnusskerne werden in ausreichend Wasser mit etwas Kandis 20 Minuten lang bei kleiner Hitze geköchelt. Die Suppe über den Zeitraum eines Monats täglich einmal zu sich nehmen.

Datteln sind reich an Eiweiß, organischen Säuren und Vitaminen; die Erdnüsse enthalten ungesättigte Fettsäuren. Auf diese Weise zubereitet fördern die beiden Zutaten den Stoffwechsel der Haut. Ausdauer in der Anwendung wird durch gut durchblutete, reine und geschmeidige Haut belohnt.

Schönheit durch Essig

Essig hemmt die Bildung von Peroxiden, die sich im Zuge des menschlichen Alterungsprozesses im Körper ansammeln. Er reduziert Altersflecken und verlangsamt den Alterungsvorgang. Essig-, Milch- und Aminosäuren sowie Glyzerin und Aldehydverbindungen im Essig können die Kapillargefäße erweitern, wodurch die Durchblutung der Haut gefördert wird. Bei äußerlicher Anwendung tötet er darüber hinaus Bakterien und macht die Haut glänzend und geschmeidig. Essig hat also auch eine positive kosmetische Wirkung. Regelmäßiger Essiggenuss führt zu stabiler Gesundheit und Vitalität, er beugt Schwäche vor und erhöht die Lebenserwartung.

 Essigtrunk gegen Falten und Altersflecken

3 EL Honig   1 EL Reisessig

Honig und Reisessig in einem Glas verrühren und mit lauwarmem Wasser aufgießen. Täglich morgens nüchtern trinken.
   Der Essig ist in China ein anerkanntes Heilmittel, der vor allem dem Abbau von Ablagerungen aller Art dient und zudem eine antibakterielle und das Immunsystem stabilisierende Wirkung hat. Man tut seinem Körper durch einen solchen regelmäßigen Morgentrunk ohnehin etwas Gutes. Der Haut führt er überdies Feuchtigkeit zu, macht sie geschmeidig und hilft gegen Akne, Falten und Altersflecken.

 Essig mit Honig gegen raue Haut

Je 2 EL Honig und Reisessig

Beides in einem Glas verrühren, je nach Geschmack warmes Wasser hinzugeben. Die Tagesdosis auf zwei Einnahmen verteilen. Eine Wirkung zeigt sich erst nach längerer regelmäßiger Anwendung, indem die Haut reiner und straffer wird.

 Duftessig mit Eiern gegen Pigmentflecken im Gesicht

1 Ei   ½ l Duftessig

Das Ei waschen, zusammen mit dem Essig in ein Schraubglas geben und 30 Tage verschlossen stehen lassen. Wenn die Schale zu einer dünnen, weichen Haut geworden ist, mit einem sauberen Essstäbchen durchstechen und verrühren. Einmal täglich einen Eierbecher voll mit einem Glas Wasser einnehmen.

Der Essig glättet die Haut und lässt Pigmentflecken verschwinden. Er fördert außerdem die Gewichtsabnahme.

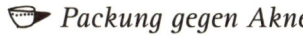 Hiobsträne mit Essig gegen Pigmentflecken

150 g Hiobsträne (Frucht des Tränengrases; *coix lacryma*)
¼ l Duftessig

Die Samen im Mörser zerstampfen, in ein Schraubglas füllen und mit Essig übergießen, dann 10 Tage lang fest verschlossen stehen lassen. Einmal täglich einen Esslöffel des Essigsuds trinken.

Dieser Sud wirkt verdauungsfördernd, reinigt und verbessert die Haut, beseitigt Pigmentflecken.

Essig mit Gurke gegen Pigmentflecken

500 g frische Gurke
60 ml Reisessig
etwas Salz

Die Gurken waschen und in Streifen schneiden, salzen und eine Stunde stehen lassen, den Essig untermischen und noch einmal etwas ziehen lassen.

Die Tagesdosis auf zwei Mahlzeiten verteilen und als Salat essen. Das glättet und reinigt die Haut, beseitigt Pigmentflecken.

Äußere Kosmetik

Packung gegen Akne

1 Eiweiß
1 TL Talkum-Puder
1 TL gemahlene Aprikosenmandeln (enthäutet)

So viel vom Puder und den Aprikosenmandeln in das Eiweiß einrühren, dass ein dicker Brei entsteht. Aufs Gesicht auftragen und 20 Minuten einwirken lassen. Anschließend mit warmem Wasser abwaschen.

Dampfbad mit Aprikosenmandeln

Zunächst macht man über einer Schüssel mit dampfendem heißen Wasser ein Dampfbad. (Kopf und Schüssel mit einem Handtuch bedecken.) Wenn sich die

Poren erweitert haben, legt man die zuvor eingeweichten und im Mixer zu einem Brei zerkleinerten Aprikosenmandeln auf die Haut auf. Nach etwa einer halben Stunde wieder abwaschen.

Dampfbäder sind generell zur Hautpflege und Entspannung abends vor dem Schlafengehen zu empfehlen. Man kann dem heißen Wasser auch Apfelschalen oder getrocknete Chrysanthemenblüten (*chrysanthemum indicum*) zusetzen.

☞ Packung mit Banane und Milch

Eine halbe Banane mit der Gabel zerdrücken und löffelweise Milch zugeben, bis ein zäher Brei entsteht. Diesen auf das Gesicht auftragen und nach etwa drei Minuten wieder abwaschen. Zwei- bis dreimal wöchentlich angewandt macht diese Packung die Haut zart und geschmeidig. Sie ist besonders für trockene und sensible Haut zu empfehlen.

Die Heil- und Pflegewirkung der Aloe vera

In Gegenden, wo es das Klima erlaubt, hält man in China im Küchengarten oder im Blumentopf eine Aloe-Pflanze (*aloe vera*). Die fleischig-saftigen Blätter dieses Liliengewächses enthalten einen klebrigen Saft, der die Wundheilung fördert und bei Mückenstichen lindernd wirkt. Man bricht einfach die Spitze eines Blattes ab und träufelt den Saft unmittelbar auf die befallene Stelle. Auch in unseren Breiten kann man sich beim Gärtner eine Aloe besorgen und als Zimmerpflanze oder im Sommer auf dem Balkon halten.

☞ Aloe vera für die Haut

Auch in der Schönheitspflege findet die Aloe-Pflanze in China Verwendung. Dazu wird ein Stück des fleischigen Blattes zerquetscht. Ein Esslöffel dieser Substanz wird mit einem Eiweiß verrührt und abends zur Reinigung in die Gesichtshaut einmassiert. 20 Minuten lang einwirken lassen und anschließend mit warmem Wasser abwaschen.

Eine solche Prozedur strafft die Haut, beugt Falten vor und beseitigt Hautunreinheiten. Die in der Aloe vera enthaltenen Vitamine (B2, B6 und B12) sowie die zahlreichen Mineralstoffe und Enzyme führen der Haut Feuchtigkeit zu und machen sie geschmeidig. Außerdem hat der Aloe-Extrakt eine antibakterielle Wirkung, die der Wundheilung zugute kommt.

Massagen und Übungen für die Schönheit

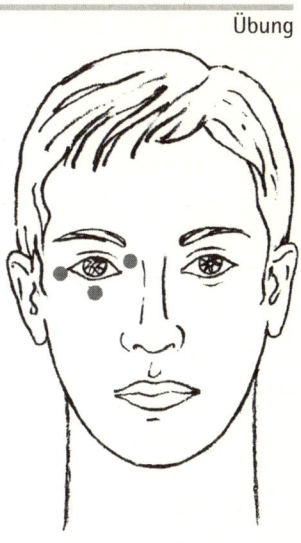

✋ Augenmassage

Die Zeigefinger auf die *jingming*-Punkte
(»Helle des Auges« V1), leicht oberhalb der
inneren Augenwinkel, legen. Im Sekun-
denabstand 5-mal drücken, dann mit den
Fingerspitzen unter den Augen entlangfahren. Wenn man geradeaus nach vorn
blickt, liegt unterhalb der Pupille der
chengqi (»Punkt, der die Tränen aufnimmt« S1), und zwar auf dem Knochen
(*os zygomaticum*). Dort drücken wir
ebenfalls im Sekundentakt 5-mal. Dann
die Fingerspitzen zum äußeren Augenwinkel weiterführen. Dort liegt der *tong-
ziliao* (»Kellerloch der Pupille« F1), der wie die anderen Punkte 5-mal gedrückt wird. Nach einer Woche regelmäßiger Anwendung zeigt sich eine
erste Wirkung.

✋ Übungen gegen das Doppelkinn

Auch in China gilt ein Doppelkinn als Beeinträchtigung des guten Aus-
sehens. Man hat dort erkannt, dass die lästigen Fettablagerungen durch
Übungen abgebaut werden können. Auffällig ist, dass Sänger und Sängerin-
nen trotz Leibesfülle fast nie ein Doppelkinn haben. Die Muskelspannung
bei den Stimmübungen lassen das Gewebe am Kinn wieder straff werden.
Wer also, auch ohne zu singen, Stimmübungen macht, tut damit etwas für
seine Schönheit.

– Bei weit geöffnetem Mund formen wir deutlich nacheinander die Vokale
  A, E, I, O, U. Die Stimme kommt dabei aus dem Bauch und ist kräftig und
  laut.

- Bei jedem Essen sollte man kräftig und bewusst kauen. Was der Verdauung zugute kommt, strafft gleichzeitig auch Muskeln und Gewebe am Kinn.

🖐 Kinnmassage

Die beiden Daumen ans Kinn und die übrigen Finger locker an die Wangen legen. Die Daumen streichen, an den Ohren beginnend, nach vorne. Außerdem gibt es zwei Akupressurpunkte, die hier eingesetzt werden können.

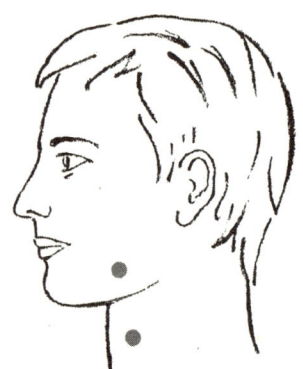

- *renying* (»Zum Empfang des Menschen« S9) liegt beidseitig auf der Höhe der Spitze des Adamsapfels, dort wo die Fingerspitze den Pulsschlag wahrnimmt.
- *daying* (»Punkt, der Großes empfängt« S5) liegt an der Kante des Kieferknochens, dort wo man in einer Vertiefung den Puls spürt.

Die Massage erfolgt mit Zeige- und Mittelfinger und nur mit leichtem Druck. Man sollte täglich beide Punkte ca. 10-mal mit den Fingern stimulieren.

🖐 Übungsfolge für Hals und Nacken

In China gilt der Hals als Altersindikator einer Frau. Auch wenn manche Frauen in mittleren Jahren noch ein straffes Gesicht haben, verrät die schlaffe Muskulatur des Halses doch ihr wahres Alter. Die erste Voraussetzung für einen schönen Hals ist die aufrechte Haltung. Gehen Sie erhobenen Hauptes durchs Leben. Die folgenden Übungen werden ein Übriges tun.

- In sitzender Haltung und bei entspannten Gesichtsmuskeln den Mund möglichst weit öffnen und ein deutliches, nicht zu lautes A sprechen. Vom A langsam auf die anderen Vokale übergehen. Gerade der fließende

Übergang zwischen den verschiedenen Mundstellungen aktiviert und strafft die entsprechenden Muskeln.

- Die Hände am Hinterkopf verschränken und das Kinn auf die Brust drücken. Dann den Kopf heben und gegen den Widerstand der Hände nach hinten drücken. Dabei wird die Nacken- und Halsmuskulatur gedehnt. Diesen Bewegungsablauf 20-mal wiederholen.

- Den Blick nach oben richten und die Wirbelsäule strecken. Dann den Kopf langsam nach rechts, unten und nach links kreisen lassen, bis der Kopf wieder zur Ausgangsposition zurückgekehrt ist. Man sollte dabei vermeiden, den Kopf nach hinten zu strecken. Anschließend die Kreisbewegung in Gegenrichtung ausführen. Das Ganze 5- bis 10-mal wiederholen. Diese Übung empfiehlt sich vor allem für Schreibtischarbeiter.

- Die Haut- und Muskelpartie der Wangen, ausgehend von den Mundwinkeln, zwischen die Daumen und die angewinkelten Zeigefinger nehmen und vorsichtig zwicken. Dabei in Richtung der Wangenknochen aufsteigen. Dadurch wird diese selten aktive Muskulatur gelockert und gekräftigt, die Durchblutung angeregt und Fett abgebaut. Die Übung 20-mal wiederholen.

- In sitzender Haltung die Gesichtsmuskeln entspannen, den Blick geradeaus richten, den Hals lang machen. Beide Mundwinkel nach hinten und gleichzeitig nach unten ziehen. Schauen Sie dabei besser nicht in den Spiegel, und halten Sie diese Stellung für ca. 10 Sekunden. Die Übung zwei- bis dreimal am Tag je 12-mal wiederholen.

- In Schrittstellung stehen, das vordere Bein leicht anwinkeln, das hintere Bein durchdrücken. Jetzt beide Arme nach oben strecken und so weit wie möglich nach hinten dehnen. Den Blick nach oben richten und den Hals strecken. Die Ausgangsstellung wieder einnehmen und die Übung pro Minute ca. 20-mal ausführen, dabei die Beinstellung gelegentlich wechseln.

– Mit dem Rücken zur Wand aufstellen, mit den Handflächen an der Wand abstützen und zunächst ganz gerade stehen. Dann schieben Sie das Gesäß nach vorne, drücken die Brust heraus, bleiben aber mit dem Kopf in Kontakt mit der Wand. Das Gesicht reckt sich nach oben, wobei der Hals gedehnt wird.

– Zum Abschluss dieser Übungsfolge wählt man einen flachen Gegenstand, zum Beispiel ein Buch, und balanciert ihn auf dem Scheitel. Langsam umhergehen, ohne das Buch zu verlieren.

Haarpflege

Eine der goldenen Regeln für ein gesundes, langes Leben empfiehlt ein warmes Fußbad am Abend und häufiges »Kämmen der Haare«. Damit ist nicht etwa das Bearbeiten der Haare mit einem Kamm zum Zweck der Verschönerung gemeint, sondern ein kräftiges Durchfahren mit den zehn gespreizten Fingern. Das leuchtet insofern ein, als auf der Kopfhaut viele Meridiane verlaufen und zahlreiche Reizpunkte sitzen, die durch die massierende Bewegung stimuliert werden. Außerdem wird die Durchblutung angeregt, was der Versorgung der Haare zugute kommt.

Der Dichter Su Dongpo aus der Song-Zeit (920–1279) verspricht demjenigen, der sich 100-mal die Haare kämmt und dann mit gelöstem Haar ins Bett legt, tiefen Schlaf bis zum Morgengrauen. Dazu muss gesagt werden, dass die Männer damals ihr Haar lang und hoch gesteckt trugen. Aber auch bei Kopfschmerzen, Augenleiden und zu hohem Blutdruck sind regelmäßige Kopfmassagen hilfreich. Besonders nach anstrengender Denkarbeit und langen Stunden am Computer wirken sie entspannend und belebend.

Sicher haben Sie sich schon gewundert, warum chinesische Politiker bis ins hohe Alter hinein tiefschwarze Haare haben. Da sie als Zeichen von Gesundheit und Vitalität gelten, legen vor allem Männer, die im öffentlichen Rampenlicht stehen, großen Wert auf dieses Attribut, und schon im Altertum wurden zahlreiche Methoden entwickelt, um dem ein bisschen nachzuhelfen. Eines dieser alten Hausmittel, das aus einem Rezeptbuch der Tang-Zeit (618–907) stammt, möchten wir Ihnen nicht vorenthalten, auch wenn wir es nicht unbedingt zur Nachahmung empfehlen: Die grünen Schalen von Walnüssen werden zu gleichen Teilen mit Kaulquappen gemischt und zerstampft. Der Brei wird auf die Haare aufgetragen. Schon nach einer Anwendung sind die Haare wieder schwarz.

Wesentlich schmackhafter dürfte das folgende Rezept aus unseren Tagen sein, das auf der Heilwirkung von Walnüssen und schwarzem Sesam basiert. Diese kräftigen nach chinesischer Vorstellung die Nieren und wirken in diesem Zusammenhang auch positiv auf Haare und Haarwuchs.

☞ Mittel gegen frühzeitiges Ergrauen

250 g schwarzer Sesam
250 g Walnusskerne
500 g brauner Zucker

Den schwarzen Sesam und die leicht zerstoßenen Walnüsse in einer Pfanne (am besten teflonbeschichtet, damit kein Fett nötig ist) anrösten, bis sie duften, dann beiseite stellen. Den braunen Zucker in einen Topf geben und mit etwas Wasser zu einem zähen Sirup kochen. Die gerösteten Nüsse in den flüssigen Zuckersirup einrühren. Anschließend auf ein gefettetes Backblech gießen und so lange abkühlen lassen, bis die Masse schneidfähig ist. Zuerst in lange Streifen und dann in kleine Quadrate schneiden, die nach Belieben gegessen und auch längere Zeit aufbewahrt werden können.

☞ Süße Suppe für glänzendes, geschmeidiges und volles Haar

Die allgemeine Beschaffenheit der Haare kann durch folgendes Gericht positiv beeinflusst werden. Auch hier steht die Stärkung der Niere im Vordergrund, denn brüchiges, sprödes und glanzloses Haar ist ein Zeichen für mangelndes Nieren-Qi.

30 g schwarze Bohnen (getrocknet, im Chinaladen erhältlich)	12 g Bocksdornbeeren (im Chinaladen oder in der Apotheke)
30 g Sesam	20 g weißer Zucker

Die Bohnen und die Bocksdornbeeren waschen. Alle Zutaten eine halbe Stunde lang in Wasser kochen, bis etwa $1/4$ l Flüssigkeit übrig bleibt. Nicht abseihen und täglich einmal über einen Zeitraum von zwei Monaten zu sich nehmen.

Kopfmassage

Wer einmal bei einem chinesischen Friseur war, wird diesem Service noch lange nachtrauern. Zuerst bekommt man einen im Dampf erhitzten Lappen gereicht (inzwischen sind das Wegwerftücher), mit dem man sich Gesicht und Hände reinigt und erfrischt. Anschließend beginnt die Massage mit einem Klopfen und Kneten der Schultern. Sind die Muskeln locker und entspannt, so wird das Schamponieren zu einer ausgiebigen Kopfmassage genutzt. Dazu wird häufig eine Schale grüner Tee gereicht. Auf diese Weise lässt man die anschließende Verschönerungsprozedur gelassen über sich ergehen und geht gestärkt in den Tag hinaus.

Auch dem Ergrauen der Haare kann man durch eine gezielte Massage entgegenwirken. Indem man die Durchblutung der Kopfhaut anregt und den Stoffwechsel in den Haarwurzeln verbessert, beugt man Haarausfall jeder Art vor und verhindert frühzeitiges Ergrauen. Angeblich soll sogar einmal ergrautes Haar dadurch wieder seine ursprüngliche Farbe zurückerhalten.

Übung
🖐 Massage, damit die Haare ihre Farbe behalten

Zunächst auf dem höchsten Punkt des Kopfes den *baihui*-Punkt (Rg20) – auf der Kreuzung einer gedachten Linie zwischen den Ohren und der Verlängerung der Nasenwurzel – mit dem Handteller 80-mal kreisförmig massieren. Langsam beginnen, dann Tempo und Druck allmählich erhöhen.

Mit beiden Handtellern die Stirn, den Bereich vor und hinter den Ohren und die Rundung zum Hinterkopf hin mit beiden Handtellern 8-mal leicht drücken. Bei Druck sanft durch die Nase ausatmen.

✋ Klopfmassage zur Förderung des Haarwuchses

50- bis 100-mal mit den Fingerkuppen beider Hände die gesamte Kopfhaut abklopfen.

Mittel gegen Haarausfall

Paradoxerweise wird in China das »Haareziehen« als probates Mittel gegen den Haarausfall eingesetzt, denn es kräftigt, mit entsprechender Vorsicht durchgeführt, die Haarwurzeln. Man nimmt dabei mit dem Daumen und Zeigefinger beider Hände je einen Haarbüschel und zieht 20- bis 30-mal vorsichtig an. Das Ziehen erfolgt jeweils schräg nach unten und in rascher Folge. Auf diese Weise wird der ganze Kopf behandelt.

Häufige Ursache für Haarausfall ist die Verstopfung der Poren auf der Kopfhaut durch Talg. Dieser tritt oft schon bei Männern in jungen und mittleren Jahren auf. Die Haare lichten sich gleichmäßig, vor allem über der Stirn (Geheimratsecken) und auf der Schädeldecke bis hin zur Glatze. Oft führt die erhöhte Talgabsonderung auch zu lokalen Entzündungen, Juckreiz und Schuppenbildung. Die traditionelle chinesische Medizin führt diese Symptome auf den übermäßigen Genuss von fetten und scharfen Speisen zurück, die im Körper zur Bildung von Feuchtigkeit und Hitze führen. Lindern kann man diese Art des Haarausfalls durch innere wie durch äußere Behandlung sowie durch Massage.

☞ *Sesamhonig gegen Haarausfall*

250 g schwarze Sesamkörner
250 g Knöterichwurzel
Honig

Die Knöterichwurzel (*radix polygonium multiflorum*) ist ein altes chinesisches Haarmittel, worauf bereits die chinesische Bezeichnung »Schwarz-Kopf« (*he shou wu*) hinweist. Die Sesamkörner zerstampfen. Die Knöterichwurzel muss zunächst eingeweicht werden, da sie sehr hart ist. Man verwendet zum Zerkleinern am besten einen Mixer oder Mörser. Dann werden die beiden Zutaten mit Honig zu einer sämigen Paste verrührt, die man im Kühlschrank aufbewahren sollte. Man isst davon über einen Zeitraum von drei Monaten dreimal täglich einen Teelöffel.

☞ *Spülungen gegen Haarausfall*

120 ml Reisessig mit 240 ml warmem Wasser vermischen und das Haar täglich damit spülen.

15 g Salz in 1$\frac{1}{2}$ ml lauwarmem Wasser auflösen und das Haar täglich damit spülen.

Übung

🖐 Massage gegen Haarausfall

– Täglich nach dem Aufstehen und vor dem Schlafengehen mit Zeige- und Mittelfinger beider Hände in kleinen Kreisen und mit gleichmäßigem Druck die Kopfhaut massieren.

1. Von der Stirn über die Schädeldecke zum Hinterkopf
2. Von der Stirn über die Schläfen zum Hinterkopf

Zunächst 1 bis 2 Minuten, später auf 5 Minuten steigern.

– Bei Haarausfall sollten unterstützend bestimmte Meridiane und Punkte am Bein massiert werden. Da nach Ansicht der traditionellen chinesischen Medizin der Haarausfall dem Funktionskreis der Niere zugeordnet wird, kommt hier vor allem der Nierenmeridian in Frage. Er verläuft entlang des Innenbeins. Von unten nach oben in leichten Strichen massieren (5- bis 10-mal). Auf dieser Linie liegt der *sanyinjiao* (»Die Verbindung der drei Yin« L6). Sie spüren ihn etwa vier Fingerbreit über dem inneren Knöchel. Er macht sich durch einen stechenden Schmerz bemerkbar. Mit dem Daumen 5- bis 10-mal drücken. Des Weiteren wird der Blasenmeridian ebenfalls leicht, allerdings von oben nach unten, massiert. Er verläuft von der Kniekehle über die hintere Wade und dann zum Außenknöchel hin. Abschließend wird die Kopfhaut an den betroffenen Stellen mit den Fingerspitzen kreisend massiert.

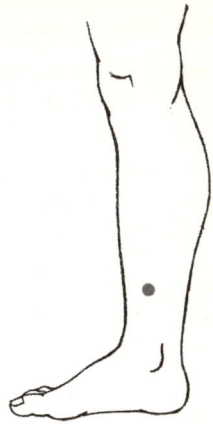

☞ *Tinkturen gegen kreisrunden Haarausfall*

Der so genannte kreisrunde Haarausfall befällt nur einzelne Stellen der Kopfhaut und wird deshalb vornehmlich äußerlich behandelt.

- Eine kleine Menge getrockneten Ingwer in einem verschließbaren Gefäß in 70-prozentigen Alkohol (Isopropanol aus der Apotheke) einlegen und eine Woche ziehen lassen. Dann die betroffene Stelle mit einem Wattestäbchen zwei- bis dreimal täglich damit betupfen.
  Die Tinktur hat desinfizierende Wirkung und stimuliert das Wachstum der Haarwurzeln.

- Ähnlich wirkt auch die Anwendung von frischem Ingwer. Dabei sollte man die entsprechende Stelle zwei- bis dreimal täglich mit einer Scheibe frischem Ingwer abreiben, bis sie warm und gerötet ist. Über einen Zeitraum von zwei bis drei Monaten angewandt verspricht diese Methode ein Nachwachsen der Haare.

- Die getrockneten Blätter der Thuja (*biota orientalis*) zerkleinern und zermahlen. Mit Olivenöl zu einer Paste verrühren, die täglich zweimal auf die befallene Stelle aufgetragen wird. Dieses Rezept, das vor allem auf der antibakteriellen Wirkung der Thujablätter beruht, stammt aus einem alten Medizinklassiker mit dem schönen Namen ›Nothelfer neben dem Ellenbogen‹ (*Zhouhou beiji fang*).

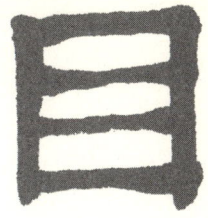

Die Augen – Fenster nach außen und innen

Qing gan ming mu, »Die Leber reinigen und die Augen klären«, lautet ein chinesisches Sprichwort. Nach der Vorstellung der traditionellen chinesischen Medizin ist das Auge das Fenster der Leber, und seine einzelnen Teile stehen mit bestimmten anderen Organen in Verbindung. So wird die Iris der Leber zugeordnet, die inneren Augenwinkel dem Herz, die Augenlider der Milz, das Weiße des Auges der Lunge und die Pupillen der Niere. Dementsprechend hängen die Augenfunktionen auch von der Befindlichkeit der ihnen zugeordneten Organe ab. Augenübungen und Massagen, Fingerspiele und Fußreflexzonenmassage können einerseits die Sehkraft stärken und bei Augenproblemen helfen, andererseits aber auch den Allgemeinzustand verbessern. Bestimmte gezielt eingesetzte Nahrungsmittel entfalten ebenfalls ihre Heilwirkung.

Augenübungen

✋ Augenrollen

Aufrecht sitzen oder stehen, den Blick geradeaus richten und zunächst eine Zeit lang ziellos in die Ferne schauen. Dann beide Augen entgegen dem Uhrzeigersinn 5- bis 6-mal rollen (nach links, unten, rechts und oben). Anschließend wieder den Blick ziellos nach vorne richten. Die Übung im Uhrzeigersinn wiederholen. Die Augen können dabei offen bleiben oder geschlossen werden.

Die Übung erscheint auf den ersten Blick einfach und nicht besonders vielversprechend, kann aber bei regelmäßiger Anwendung morgens und abends viel zur Erhaltung der Sehkraft beitragen.

✋ Trockene Augenwäsche

Mit beiden Händen lockere Fäuste bilden, die Daumen sind leicht gekrümmt. Die Augen locker schließen und mit dem Daumenrücken 10- bis 20-mal sanft von innen nach außen über die Augendeckel streichen. Dann mit der Innenseite des Zeige- oder Mittelfingers am Rand des Knochens 10- bis 20-mal kreisförmig entlangfahren, und zwar oben von innen nach außen (gemäß der Wachsrichtung der Augenbrauen) und unten von außen nach innen. In der Verlängerung der Augenbraue auf der Schläfe liegt der Sonnenpunkt (*taiyang* Ex2). Mit der Spitze des Zeigefingers diesen Punkt vorsichtig kreisend massieren. Dann mit Daumen und Zeigefinger die Haut an der Nasenwurzel 10-mal leicht zwicken und wieder loslassen.

✋ Vorstellungsübung

Abends vor dem Schlafengehen die Augen locker schließen. Die Aufmerksamkeit soll ganz auf die Augen gerichtet sein. Wir stellen uns vor, dass wir auf einen hohen Berg gestiegen sind und nun auf dem Gipfel stehen. Wir richten den Blick in die Ferne und lassen ihn zwei Minuten lang über die Landschaft schweifen.

Dann stellen wir uns vor, dass wir am Schreibtisch sitzen und mit Lesen oder Schreiben beschäftigt sind. Unser Blick konzentriert sich auf einen Text, dessen Buchstaben wir mühsam entziffern. Diese Phase soll etwa eine Minute lang dauern.

Danach richten wir den Blick nach oben und fixieren den Blitzableiter an einem sehr hohen Fabrikschornstein. Wir wollen ihn möglichst genau erkennen können (zwei Minuten).

Anschließend wandert der Blick wieder in den Nahbereich. Es soll mehrmals zwischen Nähe und Ferne gewechselt werden. Zum Abschluss der Übung sollte aber der Blick auf jeden Fall in die Ferne gerichtet sein. Die Augen bleiben während der ganzen Übung geschlossen.

Augenmassagen

🖐 Massage gegen Kurzsichtigkeit

Diese Massage dient gleichzeitig zur Vorbeugung wie zur Behandlung von Kurzsichtigkeit und wird in China in den Schulen praktiziert. Kurzsichtigkeit ist oft mit Haltungsschäden verbunden; auch der allgemeine Gesundheitszustand wirkt sich auf die Sehkraft aus. Da die Übung mit ihren fünf Abschnitten nur insgesamt drei bis fünf Minuten in Anspruch nimmt, kann sie gut in den Unterrichts- oder Arbeitspausen durchgeführt werden. Durch die unterschiedlichen Druck- und Massagetechniken werden dabei sieben Punkte auf fünf Meridianen angesprochen.

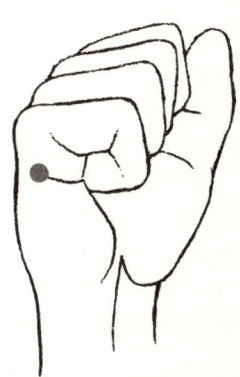

1. Den houxi-Punkt drücken

Der *houxi* (»Hinterer Wasserlauf« IT3) liegt an der unteren Gelenkfalte an der Außenseite des kleinen Fingers. Diese Falte wird sichtbar, wenn man eine Faust macht.

Man setzt sich hin und lehnt sich bequem an. Die rechte Hand hält die linke, so dass der Zeige-

oder Mittelfinger den *houxi* an der Außenkante der Linken erreichen kann, und drückt 8-mal auf diesen Punkt. Dann die Hände wechseln.

2. Die Augenbrauen kämmen und die Schläfen reiben

Diese Übung setzt sich aus zwei Bewegungen zusammmen, die abwechselnd ausgeführt werden. Man setzt sich hin und lehnt sich bequem an. Zuerst legt man den Daumen an die Schläfe und massiert durch leichtes Kreisen den *taiyang*-Punkt (»die Sonne« Ex2, tiefste Stelle der Schläfe). Dann fährt der Zeigefinger die Augenbraue entlang, und zwar vom Ansatz bis zum Ende (mit der Haarrichtung). Insgesamt wiederholt man diese Abfolge 8-mal. Während der Übung sollte man die Augen locker schließen.

3. Die Reizpunkte um das Auge massieren

Ausgangsposition wie oben. Hohle Fäuste machen und das obere Fingergelenk des Daumens in den inneren Augenwinkel drücken. Hier befindet sich der *jingming*-Punkt (»Helle des Auges« V1), der die Netzbahnen frei macht und die Sicht klärt. Dann umkreist man langsam das Auge entlang des Knochens unter der Braue. Dabei passiert man über *zuanzhu* (»Zusammengelegter Bambus« V2, am Ansatz der Augenbraue), *sizhukong* (»Mit Geigen und Flöten« T23, Ende der Augenbraue), *chengqi* (»Punkt, der die Tränen aufnimmt« S1, senkrecht unter der Pupille über dem Knochenrand) und geht wieder zum Ausgangspunkt zurück. Diesen Kreis beschreibt man 8-mal und wiederholt dann 8-mal in Gegenrichtung. Die Augen dabei locker schließen und keinen starken Druck ausüben.

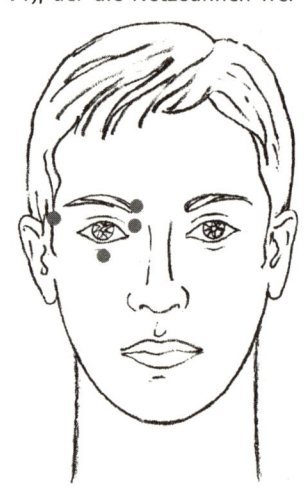

4. Den sibai-Punkt massieren

Der *sibai* (S2) liegt unmittelbar unter dem *chengqi* (S1) auf dem Rand des

Wangenknochens. In der gewohnten Position beide Zeigefinger auf den *sibai* legen und leicht kreisend massieren (16-mal). Augen wieder locker geschlossen halten.

5. Das Gesicht waschen

Aufrecht sitzen, sich bequem anlehnen, beide Handflächen auf die Wangen legen und mit entspannten Händen 16-mal auf und ab reiben.

Die gesamte Übungsfolge sollte man mehrmals täglich durchführen. Dabei sollen die Hände sauber und die Fingernägel kurz sein. Während der Übungsphasen kann man die Augen locker schließen, um die Konzentration zu erhöhen. Der Körper ist entspannt und die Atmung natürlich. Bei Hautausschlägen, Augenentzündungen oder äußeren Verletzungen sollte die Übung nicht durchgeführt werden.

Massage bei müden Augen

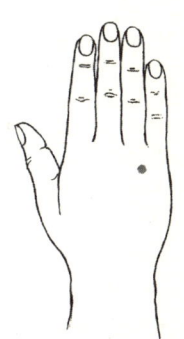

Mit dem Daumen den *zhongzhu* (»Mittlere Insel« T3) drücken. Dieser Punkt liegt auf dem Handrücken, einen Finger breit unter der Vertiefung zwischen den Knöcheln des vierten und fünften Fingers (Ringfinger und kleiner Finger). Auf leichten Druck reagiert dieser Punkt mit dumpfem Schmerz, der zum kleinen Finger und in den Handrücken ausstrahlt.

Fußreflexzonenmassage zur Verbesserung der Sehfähigkeit

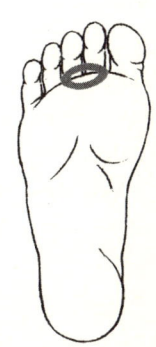

Die für das Auge zuständige Reflexzone liegt an den Wurzeln des zweiten und dritten Zehs. Dabei ist zu beachten, dass die Reflexzone für das rechte Auge am linken Fuß liegt und jene für das linke Auge am rechten Fuß. Diese Stellen soll man von den Zehen zum Fußballen hin massieren. Man kann diese Übung sehr gut mit einem lauwarmen Fußbad kombinieren.

Fingerspiele

✋ Übung bei müden Augen

Jeweils den kleinen Finger und den Daumen einer Hand gegeneinander legen und mit leichtem Druck 30-mal pressen, bis sich die kleinen Finger ein wenig durchbiegen. Anschließend die Fingerkuppen der kleinen Finger massieren. Dann mit der Außenseite des kleinen Fingers an der Innenseite des Gegenarms entlangfahren, und zwar vom Handgelenk bis zum Ellenbogen. Schließlich mit der Fingerkuppe des kleinen Fingers die Augenbrauen in Haarrichtung entlangfahren, das Auge umkreisen und unter dem Auge, in der Mitte des Wangenbeins, mit leichtem Druck verharren (etwa am *sibai*-Punkt, siehe S. 78). Diese Kreisbewegung insgesamt 10-mal ausführen.

✋ Übung bei grauem Star

1. Beide Hände mit den Handflächen nach oben vor sich ausstrecken. Dann beide Daumen einwärts nach unten drücken. (Frauen 36-mal, Männer 49-mal).

2. Beide Daumen gleichzeitig abspreizen. Die übrigen Finger müssen dabei geschlossen bleiben und dürfen sich nicht bewegen. (Frauen 36-mal, Männer 49-mal).

3. Mit beiden Daumen Kreise beschreiben, und zwar zunächst im Uhrzeigersinn, dann entgegengesetzt. (Frauen 36-mal, Männer 49-mal).

4. Mit dem Daumen der jeweils anderen Hand auf den *houxi*-Punkt drücken (»Hinterer Wasserlauf« IT3). Der Punkt liegt an der unteren Gelenkfalte an der Außenseite des kleinen Fingers. Diese Falte wird sichtbar, wenn man eine Faust macht. Zweimal täglich an jeder Hand je zwei bis drei Minuten drücken.

Heil- und Nahrungsmittel für die Augen

☞ *Chrysanthemenaufguss gegen gerötete, gereizte Augen*

Augenrötungen können durch Heuschnupfen oder auch durch zu langes Arbeiten am Computer hervorgerufen werden. Chrysanthemenblüten helfen in diesem Fall entweder innerlich oder als Augenbad. Sie sind getrocknet in der Apotheke erhältlich.

Man überbrüht 5 g getrocknete Chrysanthemenblüten mit kochendem Wasser, lässt den Aufguss 10 Minuten ziehen und seiht ab. Der Tee ist im Kühlschrank bis zu zwei Tagen haltbar. Er kann getrunken oder für ein Augenbad verwendet werden.

☞ Spinat gegen Nachtblindheit

500 g frischen Spinat waschen und entsaften. Täglich in zwei Portionen getrunken hilft dieser Saft bei längerfristiger Einnahme gegen Nachtblindheit.

☞ Sud aus Kohlportulak und Lilienblüten gegen Bindehautentzündung

50 g Kohlportulak (*portulaca oleracea*)
15 g getrocknete gelbe Lilienblüten (in der Apotheke oder im Chinaladen)

Den Portulak waschen und in feine Streifen schneiden. Die Lilien in kochendem Wasser einweichen und säubern. Beides in einem Topf mit ausreichend Wasser aufkochen und 1/2 Stunde köcheln lassen, anschließend abseihen. Die Tagesdosis in mehreren Portionen trinken.

Dieser Sud vertreibt übermäßige Hitze aus dem Körper, entgiftet und klärt die Augen.

Vorbeugung vor grauem Star

Um dem grauen Star vorzubeugen und den Krankheitsverlauf zu verlangsamen, sind folgende Nahrungsmittel angeraten: viel frisches Obst, darunter vor allem orangefarbene und rote Früchte wie etwa Orangen, Pfirsiche und Kirschen (in China werden auch Tomaten als Obst betrachtet), viel grünes Gemüse wie Spinat, grüne Bohnen und Erbsensprossen, außerdem orangefarbenes und rotes Gemüse wie Karotten, Kürbis und Rote Beete. Daneben soll der Patient viel pflanzliches Eiweiß zu sich nehmen. Ideale Lieferanten sind Tofu und Sojabohnensprossen. Förderlich sind auch Nahrungsmittel mit einem hohen Anteil an Vitamin B_2: Innereien, Flussaal, Milch, Eier, Spinat, Erdnüsse und Sonnenblumenkerne.

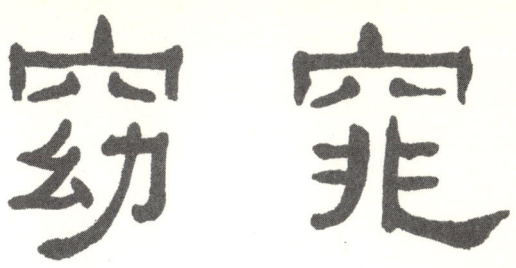

Abnehmen
auf Chinesisch

Auch in China ändern sich die Zeiten. Früher galt es dort als Kompliment, wenn man jemandem sagte, er habe zugenommen. Die Begrüßung *»Ni pangle«* bestätigte ihm Gesundheit und Wohlstand. Wer arm war, fettete sich mit Speckschwarte die Manschette ein, um den Eindruck zu erwecken, als habe er sich damit regelmäßig ölige Essensreste vom Mund gewischt. Inzwischen wird dieses Kompliment aus Feingefühl nur noch selten gebraucht.

Krieg vor einem Jahrzehnt kaum ein übergewichtiger Chinese im Straßenbild auszumachen, so ist inzwischen Übergewicht auch in China zu einem Problem geworden. Ob nun die inzwischen so beliebten westlichen Fast-Food-Restaurants schuld sind oder ob die Ein-Kind-Politik für die vielen dicken Kinder verantwortlich ist, sei dahingestellt, jedenfalls denkt man nun auch in China über das Abnehmen nach und hat dafür seine eigenen Methoden. Allerdings hat das Abnehmen in China nicht unbedingt mit Hungern zu tun. Es kann sogar sehr schmackhaft sein, wie die Rezepte in diesem Kapitel beweisen.

Im Folgenden werden wir Ihnen zeigen, wie man mit Massagen, Fingerspielen, Tees und Essig abnehmen kann und wie ein Speisezettel aussieht, der nicht Kalorien zählt, sondern die Wirkungsweise der Speisen im Körper gezielt zum Abnehmen nutzt.

Der rechte Zeitpunkt zum Abnehmen

Im Sommer verbraucht der Körper durch das warme Wetter, das Schwitzen und die viele Bewegung an frischer Luft relativ viel Energie. Entsprechend beschleunigt sich der Stoffwechsel, weshalb man eher abnimmt als zunimmt. Im Herbst, wenn das Klima kühler wird, versucht der Körper, Energie zu speichern, und der Mensch neigt zur Gewichtszunahme. Der Herbst ist daher der beste Zeitpunkt für das Abspecken, da die Fettzellen zu dieser Jahreszeit besonders aktiv sind.

Massagen

Unter den zahlreichen Methoden zur Gewichtsabnahme gilt in China gezielte Massage (*tuina*) als die wirksamste. Sie erzeugt eine indirekte Bewegung im Körper und strafft dadurch die Muskulatur, regt die Durchblutung an und fördert den Fettabbau in den entsprechenden Körperzonen. Dies gilt besonders für die Bauchmassage, die zusätzlich die Darmtätigkeit anregt. Außerdem werden dabei bestimmte Reizpunkte auf den Meridianen angesprochen.

Da übergewichtige Menschen ein dickeres Unterhautfettgewebe haben, muss bei der Massage etwas mehr Druck ausgeübt werden, um den gewünschten Effekt zu erzielen. Auch muss die Massage regelmäßig und langfristig durchgeführt werden. Wir stellen hier vor allem Massageformen vor, die man an sich selbst ausführen kann.

✋ Bauchmassage

Mit beiden Handflächen vom Ende des Brustbeins aus zum Schambein 12-mal abwärts streichen. Dann beide Handflächen seitlich unter den Rippen anlegen und ebenfalls 12-mal abwärts streichen. Anschließend die linke Hand neben dem Nabel auflegen, die rechte darüber. Man umrundet den Nabel, indem man an 12 verschiedenen Stellen kreisend massiert. Und zwar zunächst im Uhrzeigersinn und anschließend noch einmal in Gegenrichtung.

✋ Reizpunkte zur Appetithemmung

Folgende Punkte können durch wiederholtes Drücken stimuliert werden, um den Appetit zu hemmen und die Magen-Darm-Funktion anzuregen:

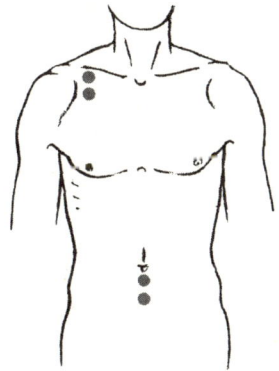

- *yunmen* (»Tor der Wolken« P2) in der Vertiefung am äußeren Ende des Schlüsselbeins
- *zhongfu* (»Versammlungshalle der Mitte« P1) zwei Finger breit unter *yunmen*
- *qihai* (»Meer des Qi« Rs6) zwei Finger breit unterhalb des Nabels
- *guanyuan* (»erstes Passtor« Rs4) vier Finger breit unterhalb des Nabels

✋ Wadenmassage

Zunächst müssen Sie zwei Handbreit unter der Kniefalte den schmerzenden Punkt hinten an der Wade finden. Das ist *chengshan* (»den Berg tragen« V57). Am besten geht das, wenn Sie im Sitzen das eine Bein quer über das andere legen. Diesen Punkt streichen Sie mit kräftigem Druck 120-mal nach oben.

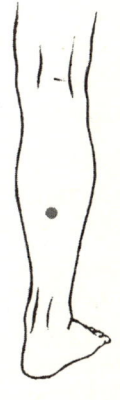

Die Übung sollte 6-mal pro Woche durchgeführt werden. Sie unterstützt Milz und Magen und reduziert die im Körper angestaute Flüssigkeit.

⚡ Massage am Unterarm

Den Arm mit der Handfläche nach oben vor sich ausstrecken. Den Unterarm zwischen Armbeuge und Handgelenk mit dem Daumenballen 300-mal nach unten schieben.

Diese Übung wirkt appetithemmend.

⚡ Massage des »Dreimeilenfußes«

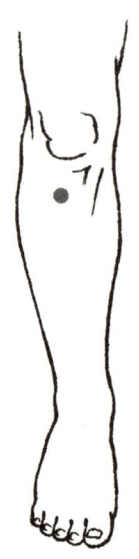

Eine Handbreit unter der Kniescheibe ein Finger breit auswärts vom Schienbein liegt der »Dreimeilenfuß« (*zusanli* S36). Auch hier wird ein stechender Schmerz Ihnen sagen, ob Sie den richtigen Punkt gefunden haben. Mit den Daumen den Punkt an beiden Beinen 120-mal kreisend massieren. Damit erzielen Sie eine entschlackende und entwässernde Wirkung.

Fingerspiele

⚡ Fingerspiel 1

Die Zeigefinger beider Hände ineinander verhaken und kräftig nach außen ziehen. Beim Anziehen einatmen und die Bauchmuskulatur anspannen. Beim Lösen der Finger langsam ausatmen; der Bauch kann sich jetzt wieder entspannen. Diese Übung machen Sie morgens und abends jeweils 10-mal.

Die Übung verbessert die Leberfunktion. In China hat man festgestellt, dass Lebergeschädigte Schwierigkeiten haben, bei gestreckter Hand den Zeigefinger schnell und kräftig abzuwinkeln, ohne dass die anderen Finger sich mitbewegen. Übungen, die die Beweglichkeit des Zeigefingers fördern, führen zu einer Regeneration der durch Alkohol, Nikotin oder unregelmäßiges Essen geschädigten Leber.

⚡ Fingerspiel 2

Ein weiteres Fingerspiel zum Abnehmen erfordert bereits eine gewisse Fingerfertigkeit, die sich aber durch regelmäßiges Üben schnell einstellen wird. Auch hier wird die Beweglichkeit der Finger gefördert, was sich positiv auf den Fettstoffwechsel auswirkt.

Legen Sie die Fingerspitzen beider Hände locker gegeneinander. Dann umkreisen sich die beiden kleinen Finger je 10-mal im Uhrzeigersinn, dann 10 mal in Gegenrichtung. Dies wiederholen Sie nacheinander mit den anderen Fingerpaaren. Dabei ruhen die restlichen Finger gegeneinander, ohne sich zu bewegen. Wenn Sie vom kleinen Finger bis zum Daumen fortgeschritten sind, gehen Sie wieder zurück. Diese Übung kann man wunderbar beim Warten an der Bushaltestelle oder beim Fernsehen durchführen. Und wer seine Finger auf diese Weise in Bewegung hält, wird zumindest auf keinen Fall in die Chipstüte greifen können.

Tees

Inwischen ist auch in Deutschland der Pu-Erh-Tee als Mittel zur Gewichtsabnahme bekannt und wird häufig als »Fatburner« bezeichnet. Er wird in Apotheken und Reformhäusern in rückstandsgeprüfter Qualität angeboten. Neben diesem hochwirksamen und gesundheitsfördernden Heiltee kennt man in China aber noch viele weitere Tees und Aufgüsse, die das Abnehmen unterstützen. Wir haben hier einige ausgesucht, deren Zutaten hierzulande erhältlich und die leicht zuzubereiten sind.

☕ *Bananentee*

1 halbe Banane
1 Teebeutel schwarzer Tee
etwas Honig

Die Banane schälen und in kleine Würfel schneiden. Zusammen mit dem Teebeutel in einen großen Becher geben und mit kochendem Wasser überbrühen. Zugedeckt 5 Minuten ziehen lassen. Den Teebeutel herausnehmen. Mit Honig abschmecken. Zweimal täglich trinken und die Bananenstückchen mitessen.

Dieser Tee hilft bei regelmäßiger Anwendung auch gegen hohen Blutdruck, Arterienverkalkung und erhöhte Blutfettwerte.

☞ Mandarinenschalentee

4 g getrocknete Mandarinenschalen (in der Apotheke erhältlich)
6 g Teeblätter (1 gestrichener TL oder 1 Teebeutel schwarzer Tee)

Die Zutaten mit einem halben Liter kochendem Wasser überbrühen. 10 Minuten zugedeckt ziehen lassen und dann abseihen. Den Tee in eine Thermoskanne füllen und zweimal am Tag, jeweils nach der Mahlzeit, trinken.

Dieser Tee wirkt verdauungsfördernd und hilft außerdem bei Erkältung und Husten.

☞ Sellerietee

300 g frischer Stangensellerie
1 gestrichener TL schwarzer Tee (oder 1 Teebeutel)
etwas Honig

Den Sellerie waschen und in kleine Stücke schneiden. Zusammen mit den Teeblättern mit einem halben Liter kochendem Wasser überbrühen. 10 Minuten zugedeckt ziehen lassen, dann abseihen und den Honig hinzugeben. Den Tee in eine Thermoskanne füllen und zweimal am Tag trinken.

Er beruhigt und senkt den Blutdruck und die Blutfettwerte.

☞ Ginkgotee

6 g getrocknete Ginkgoblätter
12 Bocksdornbeeren

6 getrocknete Chrysanthemenblüten
· zusätzlich Teeblätter nach Belieben

Aus diesen Zutaten mischen Sie sich einen Tee, von dem Sie jeweils eine ausreichende Menge in einem Becher überbrühen.

Die Fett abbauende und harntreibende Wirkung dieses Tees fördert das Abnehmen. Außerdem sinken die Blutfettwerte.

☞ Sud aus dicken Bohnen und Knoblauch

60 g frische Saubohnen (Puffbohnen)
etwas frischen Knoblauch
Zucker oder Honig nach Belieben

Die Bohnen in Wasser garen. Wenn sie weich sind, Knoblauch und Zucker bzw. Honig zugeben. Eine weitere halbe Stunde köcheln lassen, anschließend abseihen. Dreimal am Tag trinken.

Der Sud wirkt entwässernd und hilft beim Abnehmen.

Genießen und schlank werden

Im Gegensatz zu westlichen Diätprogrammen, die vorwiegend auf eine Verminderung der Kalorienzahl abzielen, versuchen chinesische Heilgerichte den Fettstoffwechsel positiv zu beeinflussen und helfen damit dem Körper, überflüssige Pfunde loszuwerden. Voraussetzung für ihre Wirksamkeit ist, dass sie häufig gegessen werden. Man kann diese Gerichte mit anderen Speisen, möglichst natürlich leichter Kost, kombinieren. Das Schöne ist, dass man sich nicht zum Fasten zwingen muss, sondern mit Appetit essen darf.

 Kalt angemachte Austernpilze

350 g frische Austernpilze
etwas Sojasoße
Sesamöl

Die Austernpilze putzen, kurz in kochendem Wasser blanchieren, herausnehmen und abtropfen lassen. Dann in feine Streifen schneiden und auf einen Teller geben. Sesamöl und Sojasoße verrühren und darüber träufeln.

Austernpilze enthalten 18 verschiedene Aminosäuren, davon acht essenzielle. In unserem Zusammenhang ist vor allem ihre positive Wirkung auf den Fettstoffwechsel von Bedeutung, die das Abnehmen unterstützt.

Spinat mit Sesam

200 g junger Spinat
20 g helle Sesamkörner
etwas Salz
etwas Sesamöl

Den Sesam in einer trockenen, sauberen Pfanne bei kleiner Hitze rösten. Den Spinat waschen und kurz blanchieren, abtropfen und abkühlen lassen. Auf einem Teller mit Salz und Sesamöl anmachen und die gerösteten Sesamkörner über den Salat geben.

Dieses Gericht stärkt die Magen-Darm-Funktion, befeuchtet den Darm und fördert dadurch den Stuhlgang. Besonders zu empfehlen ist es bei Verstopfung als Folge von allgemeiner Körperschwäche.

☞ Auberginen mit Pilzen gedämpft

500 g Auberginen
25 g Shiitake-(Tonggu-)Pilze
etwas Reiswein, Salz und Sesamöl

Die Auberginen entstielen, waschen und in mittelgroße Würfel schneiden. Die Pilze waschen und auf den Boden einer Schale legen, die Auberginenwürfel darüber schichten. Salz, Reiswein und etwas Wasser dazugeben. Im Wasserbad bei geschlossenem Topf 20 Minuten lang dämpfen. Vor dem Servieren mit Sesamöl beträufeln.

Die entschlackende und entwässernde Wirkung dieses Gerichts begünstigt die Gewichtsabnahme und senkt zu hohen Blutdruck.

☞ Radieschensalat süßsauer

1 Bund Radieschen
etwas Zucker
Sesamöl, Salz und dunkler, chinesischer Essig

Die Radieschen waschen, halbieren, auf die Schnittfläche legen und mit der flachen Seite des Küchenbeils klopfen (es geht auch mit der glatten Seite des Fleischklopfers), so dass die Stücke zerplatzen. (Vorsicht, spritzt! Am besten mit einem Stück Frischhaltefolie abdecken.) Auf einem Teller anrichten. Die anderen Zutaten in einem Schälchen verrühren und darüber träufeln. Sie werden sehen, dass ein geschmacklicher Unterschied zu geschnittenen Radieschen besteht.

Die Radieschen entfalten in Verbindung mit dem Essig eine entgiftende und entschlackende Wirkung. Der Salat hilft auch bei Völlegefühl infolge von träger Verdauung. Regelmäßiger Genuss fördert die Milzfunktion und damit den Transport der Körpersekrete.

☞ Kalt angemachte Karotten

500 g Karotten
1 Bund Koriandergrün
Zucker, frischer Ingwer, Sojasoße, Salz und Sesamöl nach Belieben

Die Karotten waschen, schälen und in feine Streifen schneiden. Den Ingwer ebenfalls in sehr feine Streifen schneiden. Das Koriandergrün grob hacken. Die Karottenstreifen mit warmem Wasser übergießen und ausdrücken. Auf einen Teller geben, Ingwerstreifen und Koriander darüberstreuen. Mit den restlichen verrührten Zutaten anmachen.

Neben der Unterstützung beim Abnehmen hat dieses Gericht eine herzstärkende Wirkung und senkt Blutdruck und Blutfettwerte.

☕ Selleriesalat mit Walnüssen

50 g Walnusskerne
300 g Stangensellerie (für dieses Rezept eignet sich auch eine Sellerieknolle)
Salz und Sesamöl

Den Sellerie putzen (entfäden), waschen und schräg in etwa 3 cm lange Streifen schneiden. Zwei Minuten lang blanchieren (die Sellerieknolle weich kochen) und dann abschrecken. Abtropfen lassen, auf einem Teller anrichten und mit Salz und Sesamöl anmachen. Die Walnusskerne in kochendes Wasser werfen und enthäuten (wer den herben Geschmack der Schalen schätzt, kann sie auch dranlassen) und über den Sellerie streuen.

Selleriesalat senkt den Blutdruck und unterstützt Leber- und Nierenfunktion. Besonders zu empfehlen ist er bei Trockenheitsverstopfung und natürlich zum Abnehmen.

☕ Dreierlei-Salat

100 g Kartoffeln   150 g Tomaten
100 g grüne Gurken   Salz, chinesischer Essig und Sesampaste (Tahin)

Kartoffeln als Pellkartoffeln kochen und wie bei deutschem Kartoffelsalat in Scheiben schneiden. Die Tomaten waschen, überbrühen, enthäuten und die Kerne entfernen. Das Tomatenfleisch in Scheiben schneiden. Die Gurke schälen und ebenfalls in Scheiben schneiden. Alles in eine Schüssel geben. Die übrigen Zutaten verrühren, über den Salat gießen und durchmischen.

Dieses Gericht ist besonders magenfreundlich und kann auch bei chronischer Magenentzündung und bei Magen- und Zwölffingerdarmgeschwüren eingesetzt werden.

☕ Gebratene Gemüsestreifen

500 g grüne Bohnen   etwas Pflanzenöl
400 g Austernpilze   etwas Gemüsebrühe
50 g eingeweichte Mu-er-Pilze (Holzohr)   Essig
Lauch- und Ingwerstreifen nach Belieben   Salz

Die grünen Bohnen putzen und weich kochen. Anschließend in schräge, feine Streifen schneiden. Die Mu-er-Pilze waschen und in Streifen schneiden. Die Austernpilze putzen, blanchieren und ebenfalls in Streifen schneiden. Das Öl in der Pfanne erhitzen, Ingwer- und Lauchstreifen anbraten, bis sie duften, das Gemüse hinzufügen, die restlichen Zutaten vermischen, darüber geben und kurz pfannenrühren.

Dieses Gericht stimuliert den Transport der Körpersekrete, treibt die Feuchtigkeit im Körper aus und lindert das Völlegefühl.

☛ Mais mit roter Paprika

300 g Maiskerne (vorzugsweise frisch)
1 kleine rote Paprika
etwas Salz, Zucker und Speiseöl

Die Paprikaschote, waschen, entkernen und in kleine Würfel schneiden. Das Öl in der Pfanne erhitzen. Den Mais unter Pfannenrühren braten, salzen und dann etwas Wasser angießen. Die Paprikawürfel hinzugeben und mitbraten. Mit etwas Zucker abschmecken.

Dieses Gericht senkt die Blutfette und wirkt entwässernd.

☛ Drei-Streifen-Gemüse

200 g Weißes vom Lauch	20 g Bambussprossen
20 g Karotten	etwas Salz
20 g getrocknete Shiitake-	Kochwein (Reiswein oder trockener Sherry)
(Tonggu-)Pilze (eingeweicht)	Speiseöl

Den Lauch waschen, putzen und die grünen Teile entfernen. Das Weiße vom Lauch sowie alle anderen Zutaten in feine Streifen schneiden. Öl in der Pfanne erhitzen und alle Zutaten kurz pfannenrühren. Mit Kochwein ablöschen und salzen, noch einmal kurz braten und servieren.

Dieses Gericht wirkt schweißtreibend und entwässernd und senkt die Blutfette.

☛ Gebratene Zwiebelstreifen

400 g Zwiebeln	1 TL Zucker
1 EL helle Sojasoße	etwas Reiswein oder Sherry
etwas Salz	dunkler Reisessig, Speiseöl

Die Zwiebeln in feine Streifen schneiden. Öl in der Pfanne erhitzen und die Zwiebeln darin anbraten. Reiswein, Sojasoße, Salz und Zucker hinzugeben, kurz pfannenrühren und mit dem Essig besprenkeln.

Gebratene Zwiebelstreifen wirken schleimlösend, entgiftend und harntreibend, sie senken Blutdruck und Blutfettwerte und wirken der Verkalkung der Arterien entgegen.

☛ Dreierlei Pilze

150 g frische Champignons
150 g frische Strohpilze (*volvaria volvacea*; falls nicht verfügbar, gibt es sie auch in der Dose im Chinaladen)
150 g eingeweichte Shiitake-(Tonggu-)Pilze
1–2 Lauchzwiebeln

etwas Reiswein oder Sherry, Zucker, helle Sojasoße, Pfeffer, Speiseöl, Stärkemehl, etwas Gemüsebrühe, Sesamöl

Die eingeweichten Shiitake-Pilze in einer Schale mit der Gemüsebrühe und dem Zucker marinieren. Die Champignons vierteln, die Strohpilze und Shiitake-Pilze halbieren und alles in einer Pfanne mit heißem Öl kurz anbraten. Reiswein, Pilzmarinade, Sojasoße und Pfeffer hinzufügen und aufkochen. Auf kleiner Flamme köcheln lassen. Die Lauchzwiebeln in feine Ringe schneiden und kurz mitkochen. Die Stärke mit einem Löffel kaltem Wasser anrühren und hinzugeben. Mit Sesamöl abschmecken und servieren.

Das Gericht stärkt Milz und Magen, senkt Blutdruck und Blutfettwerte.

Kalt angemachte Gurken

1 grüne Gurke (möglichst Gärtnergurke)
1 EL Reisessig
etwas Salz, Zucker und Sesamöl

Die Gurke waschen (in China würde man die Gurke nicht schälen, da die Gurken klein und zart sind, hier sollte man von Fall zu Fall entscheiden) und in dünne, 3–5 cm lange Stifte schneiden. Zuerst salzen und ziehen lassen (falls sich zu viel Saft bildet, kann man ihn abgießen), dann mit Essig, Zucker und Sesamöl anmachen.

Kalt angemachte Gurke senkt die Blutfette und begünstigt das Abnehmen.

Seetang mit Mu-er-Pilzen

250 g eingeweichter Seetang (*laminaria japonica*; getrocknet im Chinaladen erhältlich)
20 schwarze Mu-er-Pilze (Holzohr)
100 g Stangensellerie
1 EL Reisessig
etwas Salz

1 TL Zucker
je 1 TL fein geschnittene Lauchzwiebel- und Ingwerstreifen
je 1–2 EL Reiswein und Sesamöl
etwas Gemüsebrühe

Den zuvor gewaschenen und über Nacht eingeweichten Seetang in feine Streifen schneiden (Breite ca. 1 mm) und mit kochendem Wasser überbrühen. Die eingeweichten Mu-er-Pilze von Sand befreien, das Sesamöl in der Pfanne erhitzen, Lauch- und Ingwerstreifen hineingeben und braten, bis sie duften. Den Seetang und die Mu-er-Pilze sowie Zucker, Essig, Salz und Reiswein zugeben. Mit Gemüsebrühe aufgießen und alles eine halbe Stunde köcheln lassen. Inzwischen den Sellerie entfäden und in schräge, längliche Scheiben schneiden. Kurz mitkochen und dann servieren.

Dieses Gericht baut Stauungen im Körper ab, senkt den Blutdruck und begünstigt die Gewichtsabnahme. Außerdem beugt es Arterienverkalkung vor und hilft bei Verstopfung.

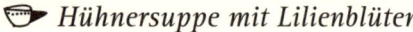

Hühnersuppe mit Lilienblüten

1 Handvoll getrocknete Lilienblüten
200 g weißes Hühnerfleisch (Hühnerbrust)
3 große getrocknete Shiitake-(Tonggu-)Pilze
(vorher einweichen)

fein gehackter Ingwer
Lauch und Knoblauch
etwas Reiswein
Salz

Die ganze Hühnerbrust in den Topf geben, Lauch, Ingwer und Knoblauch zugeben. Mit Wasser bedecken, aufkochen und bei schwacher Hitze weiter köcheln lassen. Die Pilze in Streifen schneiden. Das Einweichwasser hinzufügen. Wenn die Hühnerbrust gar ist, das Fleisch mit der Hand in Streifen reißen und wieder in die Suppe geben. Mit den Pilzstreifen und Lilienblüten noch eine Zeit lang weiter dünsten. Mit Reiswein und Salz abschmecken.

Lilienblüten enthalten 20-mal so viel Eisen wie der als besonders eisenhaltig geltende Spinat und wirken daher Blut bildend. Dieses Gericht eignet sich besonders für Übergewichtige, die unter Sehschwäche und geschwächten Nerven leiden.

Rettichsuppe mit Ingwer

250 g weißer Rettich
1 Stück Ingwer
etwas Salz

etwas Sesamöl
1 Schuss Essig
Instant-Gemüsebrühe

Den Rettich waschen, in Würfel von etwa 2 cm Kantenlänge schneiden. Den Ingwer waschen und (ganz, mit Schale) zusammen mit den Rettichwürfeln in einen Topf geben. Mit Wasser bedecken, die Gemüsebrühe hinzugeben und kochen, bis der Rettich weich ist. Nach Geschmack salzen und mit Sesamöl und Essig abschmecken. Den Ingwer vor dem Servieren herausnehmen.

Die Suppe unterstützt die Gewichtsabnahme.

Chinakohl mit Mu-er-Pilzen

1 Handvoll eingeweichte schwarze Mu-er-Pilze
(Vorsicht, die Pilze quellen stark auf)
250 g Chinakohl
etwas gehackte Lauchzwiebel

Sichuan-Pfeffer
helle Sojasoße
etwas Salz, Stärkemehl
Speiseöl

Den Chinakohl von den äußeren Blättern befreien und das Innere in etwa 3 cm lange Abschnitte schneiden. Das Öl in der Pfanne erhitzen, die Lauchzwiebeln darin anbraten, bis sie duften, den Chinakohl hinzugeben und kurz anbraten. Dann die Mu-er-Pilze (große Pilze zerreißen) dazugeben und mit etwas Sojasoße und Salz würzen. Das Stärkemehl mit einem Löffel Wasser kalt anrühren und damit die Brühe andicken und umrühren – fertig.

Dieses Gericht unterstützt die Gewichtsabnahme.

Abnehmen mit Essig

Speiseessig – damit meint man in China immer Reisessig – ist reich an Essigsäure, Milchsäure, Aminosäuren, Apfelsäure, Bernsteinsäure und anderen Nährstoffen, welche die Entgiftung und den Stoffwechsel der Leber fördern. Die im Essig enthaltenen ätherischen Stoffe und Aminosäuren können das Nervensystem des Großhirns dahingehend anregen, dass in den Verdauungsorganen mehr Verdauungssäfte produziert werden. Das wiederum wirkt sich positiv auf die Verdauungstätigkeit aus, wodurch überflüssige Fette im Körper abgebaut, in Energie verwandelt und verbrannt werden können. Der Körper kann auf diese Weise den aufgenommenen Zucker und die Eiweißstoffe reibungslos über den Stoffwechsel verarbeiten. Dank dieser Stoffwechsel anregenden Funktion kann Essig auch als Schlankmacher eingesetzt werden. Essig zählt zu den alkalischen Nahrungsmitteln und kann Säuren neutralisieren. Er fördert somit den Ausgleich des Säuren-Basen-Haushalts im menschlichen Körper.

Trinken Sie zweimal täglich ein Glas Wasser mit einem Esslöffel Reisessig. Das senkt die Blutfettwerte und schenkt Ihnen eine gesunde, glatte Haut.

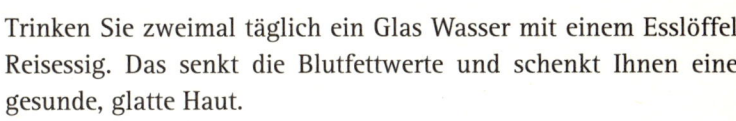 *Essigsirup*

150 g Kandiszucker
¼ l chinesischer Duftessig (im Chinaladen erhältlich; dieser Essig ist besonders bekömmlich und nicht so sauer wie westliche Essigsorten)

Den Kandiszucker zerstampfen, in ein Schraubglas füllen, den Essig darüber gießen und stehen lassen, bis der Zucker sich aufgelöst hat. Davon dreimal täglich einen Teelöffel nach den Mahlzeiten zu sich nehmen.
    Essigsirup fördert die Verdauung, senkt den Blutdruck und unterstützt das Abnehmen.

☞ *Saure Erdnüsse*

500 g getrocknete Erdnusskerne (die Erdnüsse dürfen auf keinen Fall geröstet oder gesalzen sein; man bekommt solche Kocherdnüsse im Chinaladen oder in türkischen Lebensmittelläden)
ca. ½ l Duftessig

Die Erdnüsse kurz überbrausen und wieder trocknen. Dann in ein Schraubglas füllen und mit dem Essig bedecken. Geschlossen eine Woche lang stehen lassen. Einen Monat lang einmal täglich morgens auf nüchternen Magen 10–15 Erdnusskerne essen.

Die Kerne wirken schleimlösend und senken den Blutdruck und die Blutfettwerte.

☞ *Saure Sojabohnen*

500 g Sojabohnen (im Chinaladen erhältlich)
1 l Duftessig

Die Sojabohnen waschen, abtrocknen und in einer Pfanne bei mäßiger Hitze rösten, bis sie duften. Dann die Bohnen abkühlen lassen und in ein Schraubglas füllen, den Essig dazugeben und 10 Tage stehen lassen.

Zweimal täglich eine beliebige Menge Bohnen essen. Das fördert die Verdauung und senkt den Blutdruck und die Blutfettwerte. Es beugt zudem Arterienverkalkung sowie Fettleber und Fettsucht vor.

Menüvorschläge

1. Ein braun geschmortes Rippchen (Sparerib), eine halbe Schale Reis, eine Schale Suppe mit Salzgemüse und Bambussprossen, eine kleine Portion Weintrauben.

2. Ein kleiner Teller kalt angemachtes Gemüse, 100 g braun geschmorte Schweinefüße, eine Schale Gemüsesuppe mit Tofu, eine Orange.

3. 200 g Fisch mit Salzgemüse gedämpft, ein Teller gebratener Blumenkohl, ein Schälchen Suppe, eine Birne.

4. 100 g gebratene Ente (Peking-Art), ein dünner Pfannkuchen, ein Schälchen sauerscharfe Suppe, eine Grapefruit.

5. Eine kleine Portion braun geschmorte Aubergine, ein geschmorter Entenflügel, ein Schälchen Tomaten-Spinat-Suppe, eine frische, große Pflaume.

張 弛

Anspannen
und loslassen

Y*i zhang yi chi, wenwu zhi dao* – »Einmal anspannen, einmal loslassen, das war der Grundsatz der Kaiser Wen und Wu.« Diese aus der Kunst des Bogenschießens abgeleitete Maxime hat ihre Bedeutung für alle Lebensbereiche. Das richtige Maß zwischen Anspannung und Entspannung zu finden, darin liegt der Schlüssel zu Gesundheit und Erfolg. Leider wird in unserem modernen Alltag der Schwerpunkt viel zu sehr auf das Anspannen gelegt, das dann zu selten einen Ausgleich in der Entspannung findet.

Das hat, vor allem im Hals- und Nackenbereich, oft schmerzhafte Folgen. Der Körper reagiert auf geistige Überbeanspruchung mit Konzentrationsschwäche und Schlaflosigkeit. Solche Zustände können durch Massage und Übungen abgebaut und durch eine gezielte Ernährung gelindert werden. Die folgenden Übungen und Rezepte sollen daran erinnern, wie angenehm es ist, auch einmal loszulassen.

Abhilfe bei Stress

🖐 Kugelmassage bei Beschwerden der Halswirbelsäule

- Als Vorübung kreist man mit den Qi-Gong-Kugeln zunächst im Uhrzeigersinn, dann in der Gegenrichtung. Gleichzeitig führt man mit Schultern und Kopf lockernde Bewegungen aus. Anschließend die Hand wechseln.

- Schreibtischarbeiter sollten stündlich einmal die Halswirbelsäule lockern, um Muskulatur und Bänder zu entlasten. Dabei das Kinn auf die Brust drücken, den Kopf heben und nach oben recken (Dehnung der Wirbelsäule), dann den Kopf vorsichtig nach beiden Seiten drehen. Sind bereits Verspannungen und Schmerzen aufgetreten, hilft die folgende Kugelmassage.

  Mit einer Kugel die Muskeln und Bänder durch Rollen und Drücken massieren, bis ein angenehm schweres Gefühl entsteht, das von der behandelten Stelle ausstrahlt. Folgende Reizpunkte können gezielt bearbeitet werden: *tianzhu* (»Himmelssäule« V10; in der hinter dem Ohr liegenden Vertiefung kurz über dem Haaransatz). Falls Taubheit in den Fingern eintritt oder die Hände einschlafen, soll man folgende Punkte mit der Kugel drücken oder leicht rollen: *jianliao* (»Kellerloch der Schulter« T14; bei angehobenem Arm in der hinteren der beiden Vertiefungen auf der Schulter); *quchi* (»gekrümmter Teich« IC11; bei rechtwinklig angewinkeltem Arm am äußeren Ende der sich ergebenden Falte); *shousanli* (»Dritter Weiler der Hand« IC10; liegt zwei Finger breit vom *quchi* zur Hand hin auf der Oberseite des Armes); *hegu* (»Verein

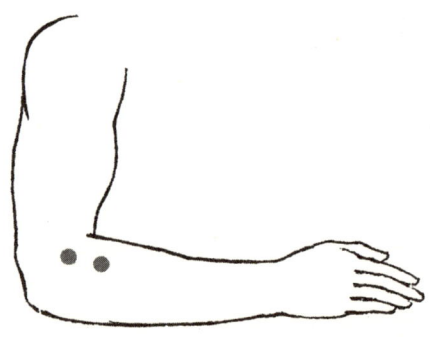

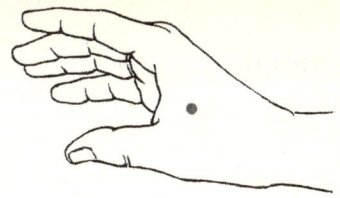

te Täler« IC4; liegt im »Tigerrachen«, das heißt in der Vertiefung zwischen den Knöcheln von Zeigefinger und Daumen).

✌ Entspannungsübungen bei Büro- und Schulstress

Diese Übungsfolge dient der Steigerung des Konzentrationsvermögens und verhilft nach langem Stillsitzen zur nötigen Entspannung und Regeneration der geistigen Kräfte.

1. Den houxi drücken

Auf der Außenseite des kleinen Fingers, wo sich bei geballter Faust auf Höhe des Knöchels eine tiefe Hautfalte ergibt, liegt der Punkt *houxi* (»Hinterer Wasserlauf« IT3).

Man setzt sich gerade hin und lehnt sich leicht an der Stuhllehne an. Dann streckt man auf Brusthöhe beide Arme nach vorne. Die rechte Hand umfasst die linke, und zwar so, dass der Mittel- oder Zeigefinger der Rechten den *houxi* der Linken leicht erreichen kann. Während man die Hände möglichst weit vom Körper wegschiebt, wird dieser Punkt kräftig gedrückt. Der Kopf wird dabei vorsichtig in den Nacken gelegt. Dann die Hände zum Körper zurückholen, wobei sich das Kinn so weit wie möglich auf die Brust senkt. Dabei wird der *houxi* nicht gedrückt, der Finger bleibt nur locker auf dem Punkt liegen. Diese Abfolge zweimal wiederholen, dann die Hände wechseln und auf der anderen Seite ebenfalls zweimal wiederholen.

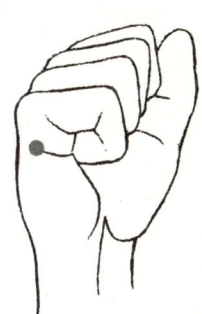

2. Den Arm klopfen

Für diese Übung sind folgende Punkte von Bedeutung: *quze* (»Der gekrümmte Moorsee« Pc3) liegt in der Grube der Ellenbeuge; *jian zhongshu* (»Mittlerer Einflusspunkt der Schulter« IT15) und *jian waishu* (»Äußerer Einflusspunkt der Schulter« IT14) liegen beide am seitlichen Halsansatz am Übergang zwischen Schulter und Hals.

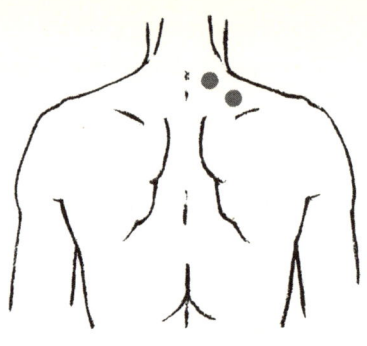

Ausgangsposition ist wieder eine aufrechte Sitzhaltung, wobei man sich leicht anlehnen kann. Beide Hände werden mit den Handflächen nach oben auf die Oberschenkel gelegt:

- Mit der Linken die rechte Armbeuge locker klopfen.
- Dann mit der rechten Handfläche die beiden Punkte am Halsansatz klopfen.
- Die Hand wechseln und auf der anderen Seite entsprechend wiederholen.

Die Stimulation dieser Punkte durch leichtes Klopfen hilft bei Nervosität und konditionsbedingter Sehschwäche und löst Verspannungen in Nacken, Schultern und Armen.

3. »Die Straße zur Heiterkeit«

Stimulation des *duichong* oder *shenmen* (C7) an der Außenkante der Hand in Verlängerung des kleinen Fingers genau in der Gelenkfalte gelegen.

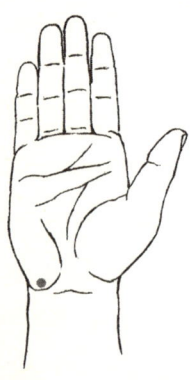

In sitzender Ausgangsposition, leicht angelehnt, umfasst die linke Hand das Handgelenk der Rechten, so dass der linke Daumen auf dem *shenmen* liegt. Dann die Arme möglichst weit vom Körper wegstrecken, dabei den Punkt fest drücken und gleichzeitig mit den anderen vier Fingern das Handgelenk nach innen drehen. Der *shenmen* wandert dabei nach außen, auf die vom Körper abgewandte Seite.

In dieser Haltung bleiben, die Hände nach oben über den Kopf führen und so weit wie möglich nach hinten dehnen. Dann die Hände vor den Körper zurücknehmen, die Hände wechseln und je zweimal wiederholen.

Diese Übung hilft bei Schlaflosigkeit, Vergesslichkeit und heißen Handflächen.

4. Ans »Tor der Lebenskraft« klopfen

Das »Tor der Lebenskraft« (*mingmen* Rg4) liegt auf der Wirbelsäule unterhalb des zweiten Lendenwirbels (in etwa auf der Höhe des Bauchnabels).

Gerade hinsetzen, aber nicht anlehnen, dabei beide Arme locker hängen lassen und hohle Fäuste bilden (der Daumen oder das so genannte »Faustauge« zeigt dabei nach vorne). Die Fäuste schwingen abwechselnd zurück, klopfen leicht den *mingmen* und schwingen dann locker wieder zurück (je 8-mal).

Diese Übung empfiehlt sich nach langem Sitzen. Sie beugt Rückenschmerzen im Lendenbereich vor und lindert sie.

5. Die »Siegelhalle«

Yintang oder »Siegelhalle« (Ex1) liegt auf der Mittellinie zwischen den Augenbrauen.

Gerade sitzen und leicht anlehnen, die Ellenbogen können auf den Tisch aufgestützt werden. Die rechte Hand bildet eine hohle Faust. Dann den Knöchel oder das untere Gelenk des Zeigefingers auf den *yintang* legen und diesen Punkt mehrmals aufwärts und abwärts reiben, dazwischen pausieren und das Ganze 8-mal wiederholen. Die Augen bei der Übung locker schließen. Anschließend das ganze Gesicht mit beiden Handflächen aufwärts und abwärts reiben.

Diese Übung hilft bei Stirnkopfschmerz und Benommenheit, entspannt die Augen und stärkt nach langem verkrampftem Sitzen die Konzentrationsfähigkeit.

Selbst- und Partnermassage für Kopfarbeiter

All jene, die geistig arbeiten, dabei zu viel sitzen und sich zu wenig bewegen, sind besonders anfällig für eine Reihe von typischen Symptomen. Die folgenden Übungen können hier Erleichterung und Abhilfe schaffen.

Übung

🖐 Schlaflosigkeit

Eine Ursache für Schlaflosigkeit ist die Überbeanspruchung des Großhirns. Man hat das Gefühl, nicht abschalten und keine Ruhe finden zu können. Eine schlaflose Nacht führt am nächsten Tag unvermeidlich zu Konzentrationsschwäche und Nervosität und beeinträchtigt dadurch erheblich das Gesamtbefinden und die Leistungsfähigkeit. Die Übung kann im Sitzen oder in Rückenlage durchgeführt werden.

1. Man setzt sich aufrecht und entspannt auf einen Stuhl oder die Bettkante und umfasst mit den Innenflächen beider Hände den unteren Teil des Hinterkopfs. Beginnend mit den Vertiefungen zwischen den zwei Muskelsträngen am Haaransatz (dort liegt paarig der Punkt *fengchi*, »Windteich« F20) streichen die Hände mit leichtem Druck die Nackenmuskeln aufwärts und abwärts. Man massiert 1 bis 3 Minuten und steigert langsam den ausgeübten Druck.

2. In der Vertiefung kurz über dem Haaransatz liegt in der gedachten Verlängerung der Wirbelsäule der *fengfu*, die »Versammlungshalle des Windes« (Rg16). Dieser Punkt wird vom Daumen mit mittlerem Druck nach unten massiert und zwar so lange, bis sich der Nacken schwer anfühlt.

Beide Übungen wirken entspannend und sind eine ideale Vorbereitung auf den Schlaf.

🖐 Hämorrhoiden

Zwischen der Spitze des Steißbeins und dem Anus liegt der Punkt *changqiang* (»Wachstum und Stärke« Rg1). Erleichterung bei Hämorrhoiden verschafft ein regelmäßiges, beliebig langes Massieren dieses Punktes nach oben. Die Übung kann in Bauchlage oder im Sitzen durchgeführt werden. Sie baut Stauungen ab und wirkt lösend und entkrampfend.

Eine in Asien bewährte Methode zur Vermeidung von Hämorrhoiden ist das kalte Waschen nach jedem Stuhlgang, das auch, wenn die Erkrankung bereits eingetreten ist, lindernd wirken kann.

Nervöser Kopfschmerz

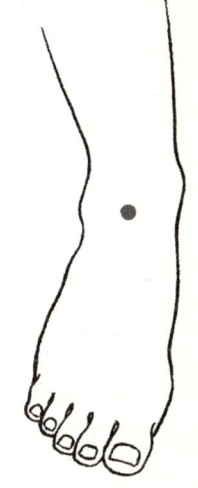

Wenn man den Fuß hebt, bildet sich auf dem Spann die so genannte Mittelfußfalte. Dort liegt der Punkt *jiexi* (»Befreiter Wasserlauf« S41), und zwar genau zwischen den beiden Sehnen. Er ist leicht zu finden, da er auf Stimulation mit einem dumpfen Druckschmerz reagiert. Man drückt diesen Punkt 5 Minuten lang kräftig mit dem Daumen. Der dumpfe Druckschmerz strahlt nach einer Weile zum Knöchelgelenk und zum Spann hin aus. Eine gezielte Massage dieses Punktes klärt die Leitbahnen und wirkt krampflösend und schmerzstillend.

Überanstrengte Augen

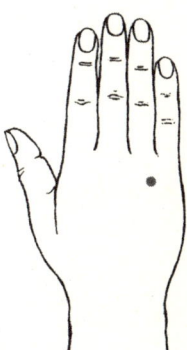

Bei übermüdeten Augen und vorübergehender Sehschwäche hilft eine Stimulation der »Mittleren Insel« (*zhongzhu* T3). Der Punkt liegt auf dem Handrücken, einen Finger breit unter der Vertiefung zwischen den Knöcheln des kleinen Fingers und des Ringfingers. Er reagiert auf Druck mit dumpfem Schmerz, der zum kleinen Finger und in den Handrücken ausstrahlt.

Schmerzen in der Lendenwirbelsäule

Man setzt sich aufrecht hin und legt beide Handflächen in die Vertiefung im Lendenwirbelbereich, die in China »Lendenauge« genannt wird. Dann streicht man beiderseits der Wirbelsäule eine Minute lang kräftig auf und ab. Der

Druck sollte hauptsächlich mit dem Daumenballen (chinesisch »Fischbauch«) ausgeübt werden. Diese Massage erzeugt ein angenehmes Wärmegefühl und wirkt schmerzstillend.

❧ Überlastung der Hand (Computersyndrom)

Bei dieser Form der Partnermassage sitzen sich der Patient und der Behandelnde gegenüber. Der Behandelnde nimmt die Hand des Patienten locker in beide Hände. Dann schüttelt er sie vorsichtig aus dem Gelenk heraus. Dabei muss der Patient sich der Behandlung entspannt überlassen und ganz beweglich bleiben. Das Schütteln beginnt langsam und steigert sich. So wird der Muskeltonus der überanstrengten Hand erfolgreich gelockert.

❧ Entspannung fürs Gesicht

Die Gesichtsmuskeln sind den ganzen Tag über angespannt und reagieren auf unsere bewussten und unbewussten Befehle. Ein Blick in den Spiegel zeigt, dass dem Menschen die viele Anspannung häufig ins Gesicht geschrieben ist. Schenken Sie Ihren Gesichtsmuskeln täglich ein paar Minuten Aufmerksamkeit, und Ihre Gesichtszüge werden weicher und entspannter werden.

1. Aufrecht sitzen und die Rückenmuskeln dehnen. Beide Schultern möglichst weit hochziehen, gleichzeitig die Mundwinkel so weit wie möglich nach hinten ziehen und die Augen weit aufreißen. Die Spannung einen Moment halten und dann plötzlich loslassen. Mehrmals wiederholen. Diese Übung macht wach und erfrischt den Geist.

2. Den Mund weit aufreißen, einen Moment so verharren und die Spannung plötzlich wieder loslassen.

3. Die Lippen fest aufeinanderpressen, die Mundwinkel nach unten ziehen und die Unterlippe nach oben schieben, so dass ein umgekehrtes »V« entsteht. Dabei werden die Gesichtsmuskeln angespannt und dann plötzlich wieder gelockert.

4. Die Lippen wie zu einer Schnute spitzen, die Spannung kurz halten und loslassen.

5. Die Augenbrauen kräftig aufeinander zu bewegen, die Spannung halten und wieder lösen.

6. Kräftig die Stirn in senkrechte Falten legen, die Spannung halten und lösen.

7. Die Zähne fest zusammenbeißen, so dass die Kaumuskeln angespannt werden.

Jeden Übungsabschnitt mehrmals wiederholen.

Warum nicht einmal Kopf stehen?

In chinesischen Parks kann man Leuten begegnen, die langsam und bedächtig rückwärts gehen. Es kann auch passieren, dass man im Treppenhaus jemanden trifft, der rückwärts die Treppe hinaufgeht. Unsere Bewegungsabläufe sind im Alltag viel zu eingefahren, und wir beanspruchen unsere Muskeln nur sehr einseitig. Nehmen Sie sich doch einmal vor, alles anders zu machen als sonst: Morgens das Bett auf der ungewohnten Seite verlassen, den Weg zum Badezimmer rückwärts gehen, die Zähne mit der linken Hand putzen, die Computer-Maus mit der Linken bedienen und so fort. Sie werden erstaunt sein, was sich da an neuen Möglichkeiten auftut. Dadurch werden andere Muskelpartien aktiviert, und das Gehirn wird durch die neuen Koordinationsanforderungen angeregt. In China empfiehlt man eine Reihe von einfachen Übungen, die diesen Effekt gezielt ausnutzen.

Übung

✋ **Übungsfolge zur Anregung des Gehirns**

1. Vierfüßlergang

Verlassen Sie dreimal täglich für 10 Minuten den aufrechten Gang und bewegen Sie sich auf allen Vieren fort. Dadurch wird der Schwerpunkt auf alle vier Gliedmaßen verteilt, was den Rücken und Lendenbereich entlastet. Auch die Halswirbelsäule hat nicht mehr so schwer am Kopf zu tragen, und die tiefe Position des Herzens erleichtert die Blutzirkulation im Körper. Diese Übung ist vor allem für ältere Menschen und Patienten mit Rückenproblemen empfehlenswert.

2. Rückwärtsgehen

Unsere Muskeln werden durch das ständige Vorwärtsgehen einseitig belastet, und die Energie verteilt sich ungleichmäßig im Körper. Rückwärtsgehen gleicht diesen Mangel aus und aktiviert sonst nicht in Anspruch genommene Muskeln. Man sollte täglich mindestens 10 Minuten üben.

3. Kopfstand

Wenn der Mensch aufrecht steht, sind seine Wirbel und unteren Extremitäten einem ständigen Druck ausgesetzt. Beim Kopfstand wirkt die Schwerkraft entgegengesetzt. Dadurch reguliert sich der Blutkreislauf, und die Nervenfunktionen werden verbessert. Man kann auf diese Weise Beschwerden der Hals- und Lendenwirbelsäule vorbeugen oder diese lindern. Außerdem hat die Übung eine positive Wirkung auf die inneren Organe.

Wer Schwierigkeiten mit dem freien Kopfstand hat, sollte zunächst mit einem Partner üben oder sich beim Kopfstand gegen eine Wand lehnen. Eine zusätzliche Hilfe beim Balancieren bietet der so genannte Kinderkopfstand, bei dem die Knie auf den aufgestützten Armen abgelegt werden.

Drei Minuten vor und nach der Arbeit

In chinesischen Gesundheitsratgebern finden sich zwei weitere Übungsfolgen, die einerseits zu Wachheit und Leistungsfähigkeit, andererseits zu Entspannung und Erholung verhelfen.

✋ Übungsfolge vor der Arbeit

1. Fingermassage

Zunächst die Handflächen 40-mal aneinander reiben. Dann die Handflächen vor der Brust gegeneinander legen und kräftig und rhythmisch einmal nach rechts, dann nach links drücken. Dabei dürfen sich die Handballen voneinander lösen, nicht aber die Fingerspitzen. Abwechselnd mit der einen Hand den Daumen der anderen umfassen und jeweils 20- bis 30-mal kräftig zusammendrücken.

Die Hände sind nicht nur unsere Arbeitswerkzeuge, sondern stehen über die Meridiane in enger Verbindung mit den Organen und dem Gehirn. Diese Übungen machen die Finger beweglich und geschmeidig und regen gleichzeitig die Gehirnfunktionen an.

2. Hinterkopfmassage – »Die Himmelstrommel ertönen lassen«

Mit beiden Handflächen die Ohren zuhalten, wobei die Finger den Hinterkopf umfassen. Nun legt man den Zeigefinger über den Mittelfinger und lässt ihn 36-mal gegen die Schädeldecke schnalzen.

Diese Übung macht die Augen klar und beruhigt das Herz. Die Müdigkeit verschwindet, und Konzentrationsvermögen und Gedächtnis werden verbessert.

3. Schilddrüsenmassage

Zunächst wieder beide Handflächen warm reiben, dann beidseitig am Hals nach unten streichen und so indirekt die Schilddrüse massieren. Sie ist eine der wichtigen inneren Sekretionsdrüsen und hat großen Einfluss auf unsere Emotionen. Durch diese Übung werden Vitalität und Lebensfreude gesteigert.

✋ Übungsfolge nach der Arbeit

Nach der Arbeit fühlt man sich erschöpft und müde und hat im Allgemeinen das Bedürfnis, sich hinzulegen und auszuruhen. Doch man entspannt und erfrischt sich viel nachhaltiger, wenn man die folgenden Akupressurpunkte bearbeitet.

1. Man verschränkt die Hände am Hinterkopf und drückt 20-mal die Vertiefungen, die zwei Finger breit hinter den Ohrknochen liegen (*fengchi*, »Windteich« F20).

2. Man neigt den Kopf nach vorne. Die dabei an der Wirbelsäule hervortretende erste große Erhebung ist der erste Brustwirbel. Von dort aus geht man zwei Wirbel weiter nach unten. Nach dem dritten Brustwirbel kommt eine Vertiefung. Hier liegt der Punkt *shenzhu* (»Säule der Person« Rg12), den man ebenfalls 20-mal drückt.

3. Vier Daumenbreiten über dem Nabel, am »Sonnengeflecht«, liegt *zhongwan* (»Sammlungspunkt des Magenfunktionskreises« Rs12), die Mitte eines spinnennetzartigen Nervengeflechts. Er wird mit einer kreisenden Bewegung 20-mal in jede Richtung massiert. Diese Massage wirkt ausgleichend, harmonisiert das Nervensystem des gesamten Körpers und verbessert die Magenfunktion. Es werden dadurch neue Energien freigesetzt und eventuell bestehende Rückenschmerzen gelindert.

4. Vier Finger breit unter der Kniescheibe außen neben dem Schienbein liegt der *zusanli* (»Dreimeilenfuß« S36). Dieser wichtige Reizpunkt ist leicht daran zu erkennen, dass er, wenn er gedrückt wird, in vielen Fällen schmerzhaft reagiert. Die Massage dieses Punktes lindert Müdigkeit in den Beinen und Füßen, macht munter und regt die Verdauung an.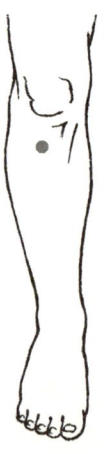

5. Der *hegu* (»Vereinigte Täler« IC4) liegt im weichen Bereich der Hand kurz vor dem Zusammengehen

von Daumen- und Zeigefingerknochen. Er reagiert bei Druck mit einem dumpfen Schmerz. Die Stimulierung dieses Punkts kann das vegetative Nervensystem positiv beeinflussen und Augen und Gesicht beleben.

Durch die genannten fünf Punkte werden alle Hauptmeridiane stimuliert, die von Kopf bis Fuß verlaufen. Eine Massage dieser Punkte aktiviert die Körperenergie, das Gehirn, das vegetative Nervensystem, den Blutkreislauf und den Hormonhaushalt. Der Körper wird sehr viel nachhaltiger erfrischt und stimuliert als durch ein kurzes Nickerchen oder aufputschende Getränke.

Speisen zur Hirn- und Gedächtnisstärkung

Bestimmte Nahrungsmittel können helfen, den Körper in besonders angespannten Situationen zu unterstützen.

Samenkerne: Nüsse und Samenkerne, wie die Kerne des Kürbis und der Wassermelone, Pinien- und Sonnenblumenkerne sowie Walnüsse und Sesam, sind durch ihren Gehalt an mehrfach ungesättigten Fettsäuren und essenziellen Aminosäuren besonders geeignet, die Hirnfunktionen anzuregen.

Karotten: Sie werden in China auch »Ginseng des kleinen Mannes« genannt. Ihr besonderer Wirkstoff ist das Karotin. Neben ihrer allgemeinen gesundheitsfördernden Wirkung sind sie insbesondere für zwei Personengruppen zu empfehlen: für Raucher aufgrund ihres erhöhten Krebsrisikos und für Diabetiker, da Karotten erhöhte Blutzuckerwerte positiv beeinflussen können.

Sojabohnen: Sojabohnen, in Form von Sojamilch, Tofu oder als Gemüse genossen, sind eine sehr eiweißreiche Nahrung, deren Eiweißstoffe vom menschlichen Körper besonders gut aufgenommen werden können. Außerdem enthält Soja Linolsäuren, die in anderen Getreidearten nicht enthalten sind und die vor allem für das Wachstum und die geistige Entwicklung von Kindern wichtig sind.

Fisch: 15 bis 20 Prozent des Fischfleisches besteht aus Eiweiß. Die Zusammensetzung seiner Aminosäuren ist vor allem den Gehirnfunktionen zuträglich. Außerdem ist Fischfleisch leicht verdaulich, da seine Fasern kurz sind. Reich an ungesättigten Fettsäuren ist im Besonderen der Meeresfisch, vor allem die Sardine.

Hühnerbrühe: Die aus einem Suppenhuhn selbst hergestellte Hühnerbrühe gilt in China als Stärkungsmittel par excellence und wird vor allem für Rekonvaleszente und Erkältungspatienten zubereitet. Einige Bocksdornbeeren, die vor dem Servieren in die Suppe gegeben werden, erhöhen noch den aufbauenden Effekt.

Pilze: In China werden Pilze als »Nahrungsmittel der Unsterblichkeit« bezeichnet. Sie gelten als besonders wirksame »Nervennahrung«. Besonders hervorzuheben sind in diesem Zusammenhang die inzwischen auch hier erhältlichen Sorten Shiitake-(Tonggu-)Pilze und Affenkopfpilz (*hericium erinaceus*). Letzterer hat mittlerweile sogar im Rahmen der Krebsforschung Beachtung gefunden. Pilze vertreiben Müdigkeit und wirken stabilisierend und belebend.

Rezepte zur Stärkung des Gehirns

☞ *Spinat mit Ei*

1 Ei	20 g Speiseöl
200 g frischer Blattspinat	Salz oder Sojasoße nach Belieben

Das Ei in einer Tasse mit einer Prise Salz oder einem Schuss Sojasoße verquirlen. Den Spinat waschen, putzen und in etwa 3 cm lange Stücke schneiden. Einen

Teil des Öls in einer Pfanne erhitzen und das Ei unter ständigem Rühren stocken lassen (Rührei) und wieder aus der Pfanne nehmen. In dem restlichen Öl den Spinat anbraten, das Rührei untermischen und noch einmal kurz weiterbraten.

Dieses Gericht stärkt das Gedächtnis, regt das Qi an und fördert die Hirnfunktion.

☞ *Tofu-Pilz-Suppe*

250 g Tofu	Sojasoße
100 g frische Pilze (Champignons oder	1 EL Sesamöl
Egerlinge)	1 Scheibe Ingwer in feine Streifen
etwas Salz	geschnitten
Speiseöl	

Den Tofu kurz abwaschen und in kleine Würfel schneiden. Die Pilze waschen, putzen und in Scheiben schneiden. Die Ingwerstreifen in etwas Speiseöl anbraten, bis sie duften, dann den Tofu und die Pilze hinzugeben und ebenfalls kurz anbraten. Das Ganze salzen und mit klarem Wasser zu einer Suppe aufgießen, so dass die Zutaten bedeckt sind. Aufkochen und auf kleiner Flamme 10 Minuten köcheln lassen. Mit Sojasoße und Sesamöl abschmecken.

Die Suppe stärkt das Qi, löst Schleim und fördert die Hirnfunktion.

☞ *Buchweizenbrühe*

30 g Buchweizen (im Reformhaus erhältlich)

Den Buchweizen in einem Topf mit Wasser kochen. Wenn die Kerne weich sind, wird die Brühe abgegossen und getrunken.

Buchweizensuppe enthält das seltene Vitamin P, auch Rutin genannt, das die Gefäße stärkt und der Brüchigkeit von Kapillaren vorbeugt. Bei regelmäßiger Anwendung wird das Gehirn vitalisiert und in seinen Funktionen angeregt.

Prüfungsstress

Eine ganz besondere Stresserscheinung ist das »Prüfungssyndrom«. Es zeichnet sich aus durch Anspannung und Nervosität, Appetitlosigkeit, Schlafstörungen und Gedächtnisschwäche und kann sich bis zu Schwindelgefühl und Herzflattern steigern. In China, wo über Jahrhunderte die zentral organisierte Beamtenprüfung der einzige Zugang zu den Sprossen der Karriereleiter war, ist dieser Zustand wohl bekannt, und es gibt zahlreiche Mittel dagegen. Sie reichen vom Gebet zu einem eigens dafür zuständigen Gott, über das Verspeisen schwarzer Hunde bis hin zu Heilkissen. Die Wirkstoffkombination der letzteren basieren auf den Erkenntnissen der chinesischen Kräuterheilkunde und scheinen uns daher am verlässlichsten (zum Umgang mit Heilkissen siehe auch S. 118 ff.). Die Zutaten dazu sollten in einer auf chinesische Medizin ausgerichteten Apotheke erhältlich sein.

☞ Heilkissen gegen Prüfungsstress

500 g Rinde der Seidenfaden-Albizie (*albizzia julibrissin durazz*)
500 g Acorus gramineius (eine Kalmus-Art)
400 g Blätter der orientalischen Zypresse (*biota orientalis*)

Die Zutaten einzeln trocken rösten, zerkleinern und mischen, dann in eine doppelte Mullschicht einnähen, in das Kopfkissen legen und im fraglichen Zeitraum darauf schlafen.
Die Kräuter stärken das Gehirn und beruhigen Herz und Geist.

☞ Heilkissen zur allgemeinen Beruhigung des Geistes

Geistige Überanstrengung äußert sich oft in verstärkter Kurzsichtigkeit und Ermüdung der Augen, geistiger und körperlicher Ermattung sowie Herzflattern, Kurzatmigkeit und Gesichtsblässe. Die folgende Wirkstoffkombination nährt das Herz, unterstützt das Yang und stärkt damit sowohl den Geist als auch die Sehkraft.

500 g Gewürz-Zimtbaum (chin. Zimtstange)
500 g Blüten des Syzygium aromaticum (Blüte der Gewürznelke)
200 g Knolle des Eisenhuts (*aconitum carmichaelii*)
150 g chin. Ephedra (*ephedra sinica*)
100 g Haselwurz (*asarum sieboldii*)

Alle Zutaten einzeln in der Pfanne trocken rösten, grob zerkrümeln und mischen, dann in einen Mullsack einnähen und diesen an der Oberseite des Kopfkissens anbringen. Linderung kann nur erwarten, wer über einen längeren Zeitraum auf einem solchen Kissen schläft.

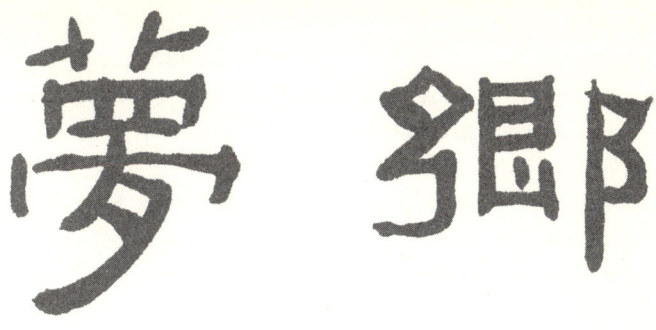

In die Heimat der Träume gehen

Q*uyou mengxiangtai*, »Ich gehe in die Heimat meiner Träume«, sagt man in China, wenn man sich schlafen legt. Wer aus einem besonders guten und tiefen Schlaf erwacht, beschreibt ihn als »duftend« (*wo shui de xiang*). Im Folgenden stellen wir Ihnen einige chinesische Methoden vor, wie Sie problemlos in die Heimat Ihrer Träume hinübergleiten.

Die richtige Schlafvorbereitung

Wer sich nachts schlaflos im Bett wälzt, sei es nun infolge von Ein- oder Durchschlafproblemen, der wird auch am Tag nicht froh. In China wird Schlaflosigkeit vor allem auf zwei Ursachen zurückgeführt.

- Geistige Überanstrengung führt dazu, dass man abends nicht abschalten kann und schlecht einschläft.
- Ungünstige Ernährungsgewohnheiten, etwa der Verzehr von rohen oder von schweren Speisen am Abend, führen dazu,

dass die Leber nach 4 bis 5 Stunden Schlaf im Rahmen des Verdauungsprozesses Giftstoffe produziert, die der Körper verarbeiten muss. Der Betroffene wacht auf und kann dann lange nicht wieder einschlafen.

Eine gute Voraussetzung zum Durchschlafen kann man also am Abend durch leichte Kost schaffen, die möglichst eiweißarm, dafür aber kohlenhydrathaltig sein sollte. Verzichten Sie am Abend auf jeden Fall auf den im Westen wegen seiner Kalorienarmut so beliebten »kleinen Salatteller« oder Obst vor dem Zubettgehen. Rohe Früchte und Gemüse liegen lange unverdaut in den Verdauungsorganen und führen über Nacht zu Gärungsprozessen, die den Schlaf stören. Die nötige Entspannung und innere Ruhe zum Einschlafen findet man durch Akupressur, Selbst- oder Partnermassage und Übungen mit Qi-Gong-Kugeln.

Ein Fußbad am Abend

Ein altbewährtes Mittel zur Einleitung eines gesunden, tiefen Schlafs ist das warme Fußbad. Schon der Dichter Su Dongpo besang während der Song-Zeit (960–1279) in einem seiner berühmten Gedichte die positive Wirkung des abendlichen Fußbades: »Der Gastgeber rät mir vor dem Schlafengehen zu einem Fußbad. Ich falle ins Bett und höre nicht mehr das Schlagen von Trommel und Glocke« (die traditionellen Instrumente der chinesischen Zeitmessung).

Das verwundert nicht, denn an den Füßen verlaufen zahlreiche Meridiane oder Leitbahnen, die durch das warme Wasser positiv beeinflusst werden. Die Blutgefäße erweitern sich, das zentrale Nervensystem empfängt entsprechende positive Reize, und die Aktivität der Großhirnrinde wird gebremst. Man beugt dadurch auch kalten Füßen vor, die, wie die moderne Forschung gezeigt hat, zu einem vorübergehenden Temperaturabfall in den Atmungsorganen führen, was eine Schwächung des Immunsystems und erhöhte Erkältungsgefahr mit sich bringt. Außerdem kann man bei einem warmen Fußbad wunderbar abschalten und störende Gedanken loslassen. Das Wasser sollte dabei bis über die Knöchel gehen und angenehm heiß sein. Sind die Füße rot und gut durchblutet, so hat man die optimalen Bedingungen für eine Fußmassage geschaffen.

Übung

🖐 Fußmassage

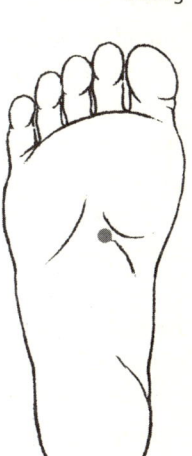

Zunächst massiert man die Füße im Wasser mit beiden Händen. Dann trocknet man die Füße ab und legt den linken Fuß auf das rechte Knie. Mit der linken Hand biegt man die Zehen möglichst weit nach hinten. Gleichzeitig wird mit der rechten Hand der Punkt *yongquan* (»Sprudelnde Quelle« R1) gesucht. Er liegt in der Vertiefung im Zentrum der Fußsohle. Man massiert ihn in konzentrischen Kreisen, bis er sich heiß anfühlt. Anschließend wechselt man den Fuß.

Die Massage des *yongquan* reguliert die Verdauung und schafft somit gute Voraussetzungen für einen ruhigen Schlaf.

Die richtige Schlafhaltung

Die traditionelle chinesische Medizin empfiehlt, auf der rechten, also der herzabgewandten Seite zu schlafen. Dabei soll das rechte Bein leicht angewinkelt sein. Das linke Bein liegt auf dem rechten und soll stärker angewinkelt sein als dieses. Beide Beine liegen ganz entspannt. Die rechte Hand ruht rechts neben dem Kopfkissen, wobei die Handfläche nach oben zeigt und die Finger leicht geöffnet sind. Die linke Hand liegt auf dem linken Knie. Die Augen sind locker geschlossen. Die Zähne liegen aneinander, beißen aber nicht fest zu. Mit geschlossenem Mund atmet man ruhig und gleichmäßig durch die Nase. Diese Vorschriften mögen allzu detailliert erscheinen, doch ein Versuch lohnt sich. Sie werden feststellen, dass die Haltung tatsächlich sehr angenehm ist. Auch wenn man sie nicht die ganze Nacht durchhalten kann, so hat sie sich doch beim Einschlafen als förderlich erwiesen. Außerdem hat die moderne Medizin diese traditionelle Schlafhaltung aus anatomischen Gründen durchaus bestätigt. Durch eine Lagerung auf der rechten Seite wird das Herz entlastet, denn sie führt zu einem besseren Rückfluss des Blutes durch die Leber und fördert darüber hinaus die Magen- und Darmperistaltik.

Schlafausrichtung

In der westlichen Medizin wird aufgrund des Magnetfelds der Erde eine Nord-Süd-Ausrichtung empfohlen, wobei der Kopf nach Norden, die Füße nach Süden ausgerichtet sein sollen. Das führt nach chinesischen Erkenntnissen allerdings bei alten Leuten zu einer vermehrten Anfälligkeit für Gehirnthrombose. Alte Leute sollten daher mit dem Kopf nach Westen und mit den Füßen nach Osten liegen.

Heilkissen zur Schlafunterstützung

Ein spezifisch chinesisches und schon sehr altes Mittel für guten Schlaf sind die Heilkissen. Sie werden in China auch bei Krankheitssymptomen eingesetzt, und man bekommt die entsprechende Füllung aus Kräutern und anderen Heilsubstanzen in der Apotheke auf Rezept gemischt. In den Bettengeschäften kann man ebenfalls unter einer Auswahl von schlaffördernden und den Liegekomfort verbessernden Kissenfüllungen wählen, die von trockenen Teeblättern über verschiedene Samenkapseln bis zu Gräsern reichen.

Das Heilen mit Kräuterkissen blickt auf eine lange Geschichte zurück. Bereits das in der Jin-Dynastie (265–420 n. Chr.) von Ge Hong verfasste Werk *Zhouhou beijifang* (›Nothelfer neben dem Ellenbogen‹) enthält ein Rezept, das empfiehlt, bei Schlaflosigkeit ein Kissen mit gedämpften Sojabohnen zu füllen und darauf zu schlafen. Und Zhu Zhifan aus der Ming-Zeit (1368–1644) hat sogar ein Gedicht nach einem Kräuterkissen benannt. In ›Kissen mit Cassia- und Chrysanthemenblüten‹ singt er ein Loblied auf diese Schlafmethode. Alle anderen Kopfunterlagen waren ihm lästig, erst auf diesem medizinischen Kräuterkissen fand er friedvollen Schlaf. An konkreten Zutaten erwähnt er Austernschalen und gelbe Blüten, die so appetitlich aussehen, dass man sie am liebsten verspeisen möchte. Als Bettdecke lobt er die Vorzüge der schlichten Baumwolle, und sein Bettgestell besteht aus Bambus und weichen, geflochtenen Matten. Sein Resümee: »Eine ganze Nacht gut schlafen ist die beste Medizin.« Da kann, wie er von sich sagt, selbst ein alter Dichter glänzende Kinderaugen bekommen.

☕ *Heilkissen gegen Schlaflosigkeit*

Bei Schlafproblemen, die oft mit heftigen Träumen einhergehen, wobei der Patient unter geröteten Augen und bitterem Geschmack im Mund leidet, empfiehlt sich ein Kissen mit folgenden Zutaten, die man in der Apotheke erhält. Sie sollten grob zerkleinert und in ein Kissen aus Gaze eingenäht werden. Die Unterseite sollte man mit einem Stück Plastikfolie verstärken, um ein Herausbröseln zu verhindern. Dann erst wird der eigentliche Kopfkissenbezug darübergezogen.

300 g Chrysanthemen aus Hangzhou
300 g indische Chrysanthemen (*chrysanthemum indicum*)
300 g Blätter der Wintermaulbeere
300 g Färberdistel (*carthamus tinctorius*)
100 g Minze (*mentha haplocalyx*)
30 g Kampfer

Alle Kräuter außer dem Kampfer in der Pfanne kurz trocken rösten und grob zerkrümeln, dann den Kampfer untermischen und die Zutaten in einen Mullsack einnähen. Dieser wird in das Kopfkissen integriert.

☕ *Heilkissen gegen Alpträume*

Wer unter heftigen Alpträumen leidet und nach solchen Träumen in kalten Schweiß gebadet aufwacht oder allgemein unter nächtlichem Schwitzen leidet, kann durch das folgende Rezept Linderung finden.

200 g Wurzel des Osterluzei (*aristolochia debilis*)

Die Wurzeln trocken rösten und grob zerkleinern, in einen Mullsack einnähen und auf der Oberseite des Kopfkissens anbringen. Der Wirkstoff der Wurzel nährt das Herz, begünstigt den Qi-Fluss, wirkt beruhigend und schlaffördernd.

☕ *Heilkissen gegen unruhigen Schlaf*

Schlaflosigkeit verbunden mit unruhigem Schlaf und heftigem Träumen, nächtliches Wachliegen, Schwindelgefühl und Abgeschlagenheit sowie Herzflattern, Kraftlosigkeit, Blässe und schlechter Geschmack im Mund gehören zu einem Symptomkreis, bei dem die folgende Kissenfüllung Abhilfe schafft.

600 g chin. Engelswurz (*radix angelica sinensis*)
500 g Astragalus mongolicus (eine Tragant-Art)
250 g Atractylodes macrocephala
250 g verarbeitete Wurzel des chin. Fingerhuts (*rehmannia glutinosa*)
250 g Narde (*rhizoma nardostachyos*)
250 g Poria coccos (Kokospilz)
250 g weichhaariger Odermennig (*agrimonia pilosa*)
100 g rote Jujuba-Datteln
50 g Knollenwurzel der Kopoubohne

Alle Zutaten getrennt trocken rösten, grob zerkleinern und mischen. Alles in einen Mullsack einnähen und diesen auf der Oberseite des Kopfkissens anbringen. Diese Wirkstoffkombination stärkt die Milz und tonisiert das Herz, nährt das Blut und beruhigt.

Abhilfe bei Schnarchen

Eine erhebliche Beeinträchtigung der Nachtruhe kann das Schnarchen eines Partners darstellen. Auch hier weiß die chinesische Medizin Rat.

✋ Massagen gegen das Schnarchen

1. Vor dem Schlafengehen drückt und massiert die Partnerin oder der Partner mit Daumen und Zeigefinger 36-mal kräftig den Tigerrachen (das Dreieck, das sich zwischen den Knöcheln von Daumen und Zeigefinger bildet). Der Schnarchende soll an dieser Stelle einen nicht unangenehmen, dumpfen Schmerz empfinden.

2. Die Partnerin steht hinter dem sitzenden Mann und legt ihm beide Hände von hinten leicht an den Kehlkopf. Die gestreckten Finger sind dabei geschlossen. Dann streicht sie 10-mal nach hinten und führt die Hände sanft wieder in die Ausgangsposition zurück. Dabei werden zwei Akupunkturpunkte aktiviert (*renying* S9; *futu* IC18), die Hals und Kehle frei machen.

3. In derselben Position wie oben reibt die Partnerin von hinten mit den Fingerkuppen des Mittel- oder Zeigefingers entlang der Nasenflügel des Mannes. Sie fährt 10-mal von der Nasenwurzel abwärts. Die beiden hier angesprochenen Punkte (*yingxiang* IC20; *sibai* S2) machen die Nase frei. Diese Massage kann man natürlich auch an sich selbst durchführen.

Übungen mit Qi-Gong-Kugeln

Ein beruhigendes und zugleich gesundheitsförderndes Einschlafritual ist die Arbeit mit den Qi-Gong-Kugeln.

✋ Kugeldrehen zum Einschlafen

Diese Übung erfordert eine gewisse Geschicklichkeit im Umgang mit den Kugeln. Sie müssen in der Lage sein, beide Kugeln über längere Zeit und in beiden Richtungen zu drehen. Außerdem empfehlen sich hier kleinere Kugeln etwa im Durchmesser von 40–45 mm.

Man legt sich vor dem Einschlafen auf den Rücken, nimmt beide Kugeln in die rechte Hand und lässt sie zunächst im Uhrzeigersinn, dann in Gegenrichtung kreisen, bis die Hand angenehm ermüdet ist. Für einen Chinesen tritt dieser Zustand nach 10 bis 15 Minuten ein; so hoch brauchen Sie Ihr Ziel aber am Anfang nicht zu stecken. Versuchen Sie einfach durch regelmäßiges Üben die Zeit täglich ein wenig zu steigern. Dann die Hand wechseln. Die Vorstellung, dass beide Hände nun ihre Arbeit getan haben und angenehm müde sind, hilft beim Einschlafen. Dadurch, dass die Hände beschäftigt sind und die Aufmerksamkeit auf ihre Bewegung gerichtet ist, beruhigt sich der Geist, und der übrige Körper kann sich entspannen.

Kugelmassage

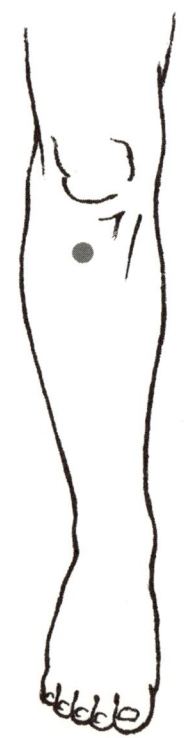

Nehmen Sie ein etwa fünfminütiges lauwarmes Fußbad, und trocken Sie die Füße gut ab. Dann massieren Sie im Sitzen mit einer Kugel den Punkt *zusanli* (»Dreimeilenfuß« S36). Dieser Punkt liegt vier Finger breit unterhalb der Kniescheibe, jeweils an der Außenseite des Schienbeins. Der Punkt macht sich beim Darüberrollen durch einen stechenden Schmerz bemerkbar. Beide Seiten werden gleichzeitig bearbeitet, und zwar idealerweise etwa 15 Minuten lang.

Nun legen Sie sich im Bett auf den Rücken und massieren sanft mit beiden Kugeln gleichzeitig die Schläfen. Hier bearbeiten wir den *taiyang*-Punkt (»die Sonne« Ex2). Sie werden die entspannende Wirkung, die von diesem Punkt ausgeht, unmittelbar spüren. Anschließend schieben Sie die Kugeln entlang der Stirn bis zur Mitte und zurück. Wiederholen Sie diese Übung so lange, wie es Ihnen angenehm ist.

Was tun, wenn man sich den Hals verlegt hat?

Wenn man morgens mit steifem, schmerzendem Nacken aufwacht, ist meist ein zu hohes Kopfkissen oder auch ein kalter
Luftzug schuld. (Vorsicht bei Ventilatoren!) Folgende Massage
wird im Sitzen von einem Partner durchgeführt. Der Behandelnde steht hinter dem Patienten und hält dessen Kopf mit der Linken fest. Mit Daumen und Zeigefinger oder mit Daumen, Zeige-
und Mittelfinger der rechten Hand beim Haaransatz beginnend
in die Sehnen hineingreifen und kräftig massieren. Der Griff sollte sicher und gezielt sein und in langsamer Bewegung abwärts
gehen. Diese Massage löst die Verkrampfung der Nackenmusku-
latur, lindert Schmerzen und fördert das Abschwellen der betroffenen Bereiche.

Schlafprobleme bei Kindern

Wie man in China schreiende Kinder beruhigt

Eine Geduldsprobe für Eltern und Nachbarn sind Kinder, die
nicht einschlafen wollen oder nachts häufig schreien. Dies gilt
besonders bei den eher beengten Wohnverhältnissen, wie sie in
China häufig herrschen. Es verwundert daher nicht, dass unzäh-
lige Methoden entwickelt wurden, die kleinen Schreihälse zu
beruhigen. Was man bisweilen in Dörfern auch heute noch finden kann, sind kleine, an die Telegrafenmasten geklebte Zettel
mit einem Verslein, das jeder vorbeigehende Fremde laut vor
sich hin sprechen soll, um das Kind zur Ruhe zu bringen (siehe
Seite 124).

Da man sich bei uns wohl kaum auf die Kooperation fremder
Durchreisender und die Suggestivwirkung solcher Verslein verlassen kann, sei hier auf einen Akupressurpunkt verwiesen, dessen Massage Erfolg versprechender ist.

tian huang huang, di huang huang

wo jia you ge ye ku lang

guo lu ke ren nian san bian

天皇皇，地皇皇，

yi jiao shui dao da tian liang

我家有个夜哭郎.

过路客人念三遍，

一觉睡到大天亮.

Himmel so weit, Erde so breit,

bei mir zu Haus ein Kind nachts schreit.

Kommst Fremder du durch die Gasse heut,

sollst du dies sprechen dreimal laut.

Dann schläft mein Kindlein ungestört,

bis den ersten Hahn es hört.

Übung

✋ Das »kleine Himmelszentrum« reiben

Der Punkt liegt in der Mulde zwischen dem großen und dem kleinen Fischbauch an der Handwurzel der Hand. Diesen Punkt massiert man mit dem obersten Fingerglied des Mittel- oder Zeigefingers mit kreisender Bewegung im Uhrzeigersinn je 100-mal.

Da nächtliches Schreien bei Kindern oft auf eine schlechte Milchverdauung zurückzuführen ist, sollten die Eltern zusätzlich den Bauch des Kindes mit dem Handballen 5 Minuten lang im Uhrzeigersinn sanft massieren.

Eine andere Ursache kann auch häufiges Aufschrecken des Kindes sein. Hier empfiehlt sich der *zongjin*-Punkt (»Die Hauptsehne«), der unterhalb des »kleinen Himmelszentrums« in der Mitte der ersten Handgelenksfalte liegt.

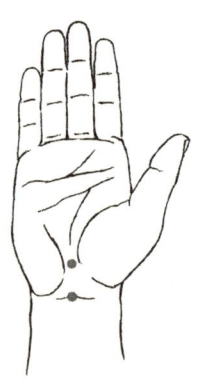

Abhilfe bei Bettnässen

☞ *Nabelpflaster*

Ein einfaches Mittel gegen Bettnässen, das nach Ansicht der traditionellen chinesischen Medizin durch Qi-Mangel in der Niere verursacht wird, wirkt durch ein Nabelpflaster. Dabei werden jeweils drei Gramm chinesische Cassiarinde (*cortex xinnamomi cassiae*) und Gewürznelke (*syzygium aromaticum*) im Mörser fein pulverisiert und dann mit etwas weich gekochtem Reis zu einer klebrigen Paste verrührt. Diese wird in den Nabel des Kindes gestrichen, mit einem Stückchen Mull bedeckt und anschließend mit einem Pflaster befestigt.

Übung

🖐 Den Rücken zwicken

Bei der folgenden speziellen Massagetechnik (*nieji*, »Den Rücken zwicken«), die eine gewisse Übung erfordert, legt sich das Kind mit entblößtem Rücken entspannt auf den Bauch. Der Behandelnde macht hohle Fäuste und schiebt mit den angewinkelten Zeigefingern beider Hände die Haut beiderseits der Wirbelsäule zur Wirbelsäule hin. Die dabei entstehende Hautfalte wird von Zeigefinger und Daumen ergriffen, hochgezogen und sofort wieder losgelassen. Beide Hände arbeiten abwechselnd in schneller Folge und zwar vom zehnten Brustwirbel abwärts bis zum Steißbein und dann wieder aufsteigend bis zum zehnten Brustwirbel. Die Hände bewegen sich immer um etwa eine Fingerbreite weiter. Das Ganze drei- bis fünfmal in beide Richtungen wiederholen. Nach einer Behandlungsdauer von einer Woche sollten die Beschwerden abklingen.

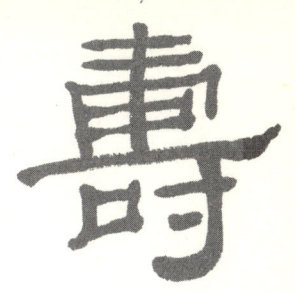

Alt werden und
jung dabei bleiben

Während man im Westen versucht, möglichst lange jung zu bleiben, versuchte man in China schon immer, möglichst alt, wenn nicht gar unsterblich zu werden. Viele der daoistischen Praktiken zielten darauf, Unsterblichkeit zu erlangen. Aber auch für ein langes, gesundes Alter gibt es viele Vorsorgemaßnahmen, zumal das Alter als Lebensabschnitt in China nicht wie bei uns tabuisiert wird. Man bringt ihm vielmehr Ehrerbietung und Respekt entgegen. Das Schriftzeichen für langes Leben, *shou* 壽, findet sich als Glückszeichen auf vielen Bildrollen und Gratulationskarten. Ja, die chinesische Mythologie kennt sogar einen Gott des langen Lebens. Er wird mit einem Pfirsich und einem knorrigen Stock dargestellt, begleitet von einem getüpfelten Hirsch, und hat einen sonderbar ausgebeulten Kopf.

Aber natürlich kann diese positive Sicht auf das Alter nicht darüber hinwegtäuschen, dass sich in dieser Lebensphase zwangsläufig Verschleißerscheinungen und Schwäche einstellen. Aus der Sicht der chinesischen Medizin ist das Alter durch eine Schwächung von Yin und Yang gekennzeichnet. Diese zeigt sich vor allem in Mangel- und Schwächesymptomen, insbesondere der Glieder sowie des Qi- und Blutkreislaufs. Die Beschwerden reichen von Gelenkabnutzung über Blutgefäßerkrankungen bis zu Kurzatmigkeit und Verstopfung. In solchen Fällen können vor allem Massagetechniken helfen, die selbst schwache oder in ihrer Bewegungsfähigkeit eingeschränkte Menschen anwenden können. Auch die Ernährung sollte auf die veränderten Bedürfnisse des Alters eingestellt werden.

Den Körper stärken

Übung

Schmerzhafte Fingergelenke

Die jeweils vier Punkte des *sifeng* (»Die vier Finger-gelenkspalten« Ex13) liegen an beiden Händen in der Gelenkspalte zwischen dem unteren und mittleren Glied auf der Innenseite des Zeige-, Mittel- und Ringfingers sowie des kleinen Fingers. Die Übung kann man an sich selbst oder an dem Patienten durchführen. Dabei zieht man mit Daumen und Zeigefinger jeden einzelnen Finger über die Gelenkspalten hinweg vorsichtig, aber kraftvoll nach außen. Bei Arthrose, Gicht und knackenden Gelenken sollte man besonders sanft, doch dafür häufiger massieren. Die Übung hinterlässt ein angenehm entspanntes Gefühl. Es kann auch eine wohltuende Wärme spürbar werden.

Massage bei Taubheit in den Gliedmaßen

Heding (»Kopf des Kranichs«) liegt etwa drei Finger breit oberhalb der Ellenbeuge mittig zwischen den Knochen und macht sich bei Druck durch Schmerz bemerkbar. Den Punkt mit dem Daumen drücken und den dort verlaufenden Muskelstrang hin und her schnellen lassen. Die Übung im Sitzen durchführen und etwa 30- bis 60-mal wiederholen.

Diese Behandlung macht die Leitbahnen durchgängig, treibt Feuchtigkeit und Wind aus und belebt.

✍ Eingeschränkte Beweglichkeit der Schultern

Viele ältere Menschen sowie Büroarbeiter leiden unter eingeschränkter Beweglichkeit der Schultern. Diese Massage konzentriert sich auf den Punkt

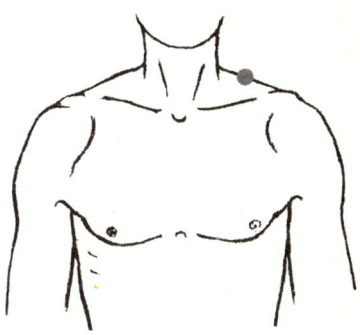

jianjing (»Schulterbrunnen« F21). Sie muss von einer zweiten Person durchgeführt werden, die beide Hände auf die Schultern des sitzenden Patienten legt. *Jianjing* liegt in der Vertiefung an der höchsten Stelle der Schulter. Er wird bei dieser Massageform indirekt stimuliert, indem die ganze Hand knetend entlang den Muskelfasern mit zunächst sanftem, dann zunehmendem Druck massiert. Es stellt sich ein angenehmes Entspannungsgefühl ein, das bis in die Arme und den Rücken ausstrahlt.

Diese Massage wirkt schmerzlindernd und treibt den »Wind« aus, der nach chinesischer Vorstellung für diese Symptomatik verantwortlich ist.

✍ Massage bei hohem Blutdruck und Schwindelgefühl

Ausgangsposition und behandelter Punkt sind gleich wie bei der Massage oben. Der Behandelnde umfasst die Schultern des Patienten mit den vier Fingern und presst beide Daumen mit leichtem Druck auf den *jianjing*. Der Punkt macht sich durch einen dumpfen Schmerz bemerkbar. Nach einiger Zeit kann der Patient eine Wirkung verspüren, die bis in die Füße und Beine reicht.

Diese Behandlungsmethode lockert die Sehnen, belebt den Blutkreislauf und klärt die Augen, das heißt, sie fördert die Sehkraft. Unterstützt wird die Wirkung, wenn man nach der Massage auf den Punkt einen Tropfen Färberdistelöl aufträgt (*carthamus tinctorius*; nicht zu verwechseln mit dem Speiseöl, sondern in konzentrierter Form in der Apotheke erhältlich).

Verspannter Nacken

Bei älteren Leuten rühren die Beschwerden an der Halswirbelsäule vorrangig von Abnützungserscheinungen und allgemeinem Bewegungsmangel her. Folgende Massage kann hier Erleichterung verschaffen: Der Patient sitzt, während der Behandelnde die *dazhui*-Punkte drückt (»Großer Brustwirbel-Punkt« Rg14, auch *bailao*, »Punkt der hundert Strapazen«, genannt). Das ist der hervorstehende Wirbel am Beginn der Brustwirbelsäule. Der Behandelnde legt dem Patienten die Hände seitlich am Hals auf die Schulter und drückt abwechselnd mit den Daumen den *dazhui*, bis sich ein Schweregefühl ausbreitet.

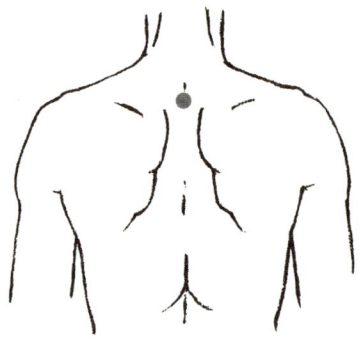

Sofern es dem Patienten noch möglich ist, kann er auch selbst mit der flachen Hand abwechselnd kräftig über den Punkt reiben, bis diese Körperregion sich heiß anfühlt. Diese vereinfachte Form der Behandlung wirkt ebenfalls schmerzlindernd und entspannend und kann ohne Partner durchgeführt werden. Außerdem fördert das dazu nötige Heben des Armes die Beweglichkeit der Schultern.

Impotenz

Diese Übung kann man an sich selbst durchführen, und zwar stehend oder in Rückenlage. Beide Daumen drücken gleichzeitig auf *qihai* (»Meer des Qi« Rs6), der drei Finger breit unter dem Nabel liegt. Abwechselnd mit leichtem und stärkerem Druck massieren. Dann zu beiden Seiten mit den Daumen ausstreichen, bis ein Spannungsgefühl entsteht. Während der Übung soll der Patient tief durchatmen.

Diese Übung führt man am besten morgens vor dem Aufstehen oder abends vor dem Schlafengehen durch. Sie stärkt das männliche Qi. Die Dauer der Übung bleibt jedem selbst überlassen.

✍ Verstopfung

Diese Übung kann stehend oder in Rückenlage durchgeführt werden. Die Hände mit den Daumen nach vorne in die Hüften stemmen. Die Daumen treffen so auf Nabelhöhe die *daheng*-Punkte (»Große Querfalte« L15, auf Nabelhöhe etwa 8 Finger hüftwärts). Zunächst eine halbe Minute lang drücken, dann in schiebenden Kreisbewegungen massieren. Die Wirkung sollte bis in den Bauchraum hinein spürbar sein. Die Stimulation der *daheng*-Punkte unterstützt die Funktion der Verdauungsorgane, benetzt den Darm und fördert den Stuhlgang.

Eine andere Methode, den Dickdarm anzuregen, ist das beidseitige Streichen im Liegen. Die Hände liegen dabei auf derselben Position, die Daumen streichen beidseitig kräftig von oben nach unten und von der Mitte schräg nach unten in Richtung Leistenbeuge. Die Kraft muss gleichmäßig verteilt sein, wobei der Druck tief in den Bauch hineingeht. Diese Massage soll langsam durchgeführt werden.

Übungen für die Füße

»Der Bambus altert zuerst an den Blättern, das Altern des Menschen beginnt an den Füßen«, sagt ein chinesisches Sprichwort. Drei Yang- und drei Yin-Meridiane konzentrieren sich an den Füßen, weshalb das regelmäßige Massieren der Füße sich positiv auf die Meridiane am ganzen Körper auswirkt. Durchblutung und Qi-Kreislauf werden verbessert, die Alterungsprozesse hinausgezögert. Auf demselben Prinzip basiert auch die im Westen praktizierte Fußreflexzonenmassage. Folgende Übungen können, regelmäßig angewandt, die Beweglichkeit verbessern und den Alterungsprozess verlangsamen.

✋ Die Fußsohlen reiben

Zunächst beide Handflächen gegeneinander reiben, bis sie warm sind. Dann die Mitte der Fußsohle 80-mal entweder mit den vier Fingern oder mit beiden Daumen massieren. Die Mitte der Fußsohle beziehungsweise der Punkt »Sprudelnde Quelle« (R1, *yongquan*) ist die Stelle im Körper, wohin das trübe Qi durch gezielte Massage ausgeleitet werden kann. Dadurch klären sich die Augen, der Hals wird frei, das Herz ruhig und die Leber entlastet.

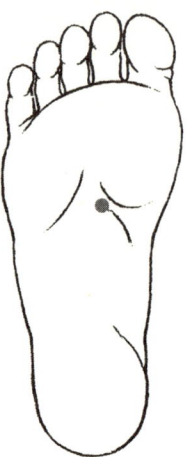

Da die Füße der herzfernste und zugleich tiefste Punkt des Körpers sind und unter großem Druck zu leiden haben, ist die Durchblutung dort oft mangelhaft und es entstehen Stauungen. Diese verstärken sich noch im Winter und führen zu kalten Füßen. Eine regelmäßige Fußmassage kann die lokale Durchblutung verbessern und aktiviert Venen und Lymphsystem. Dadurch beugt man Taubheit und Wasserablagerungen in den Füßen sowie Krampfadern vor.

✋ Zehenübungen

– Die Zehen so bewegen, dass der große Zeh und der zweite Zeh aneinander reiben. Wem dies nicht möglich ist, der bewegt einfach alle Zehen auf und ab – etwa 3 Minuten lang. Wenn die Zehen müde werden, kann man zwischendurch eine Pause einlegen. Zunächst erscheint einem die Übung anstrengend und lästig, doch bald gewöhnt man sich daran. Sie kann im Sitzen mit ausgestreckten Beinen oder auf dem Rücken liegend durchgeführt werden.

– In sitzender Position den einen Fuß über das Knie des anderen Beins legen. Mit Daumen und Zeigefinger den großen Zeh wie beim Drehen eines Wasserhahns massieren. Dann alle weiteren Zehen ebenfalls je 30-mal behandeln. Die Übung sollte täglich mindestens einmal durchgeführt werden. In China ist dies eine beliebte und heilsame Nebenbeschäftigung beim Fernsehen.

✋ Fußübungen

–   Im Sitzen die Beine strecken und einen Fuß über den anderen legen. Anschließend drückt der obere Fuß gegen den unteren, der Widerstand leistet. Dann die Füße wechseln. Jeweils 5-mal üben.

–   Ebenfalls im Sitzen beide Beine nach vorne strecken und 16-mal mit gestreckten Fußspitzen auf- und abstrampeln. Dann den Fuß anwinkeln und mit der Ferse voran wieder 16-mal strampeln.

–   Barfuß und etwa schulterbreit stehen, auf die Zehenspitzen stellen und auf den Fußballen bleibend in die Hocke gehen. Sich wieder aufrichten und erst im Stehen wieder auf den ganzen Fuß absenken. Wer dabei leicht das Gleichgewicht verliert, kann sich bei dieser Übung auch festhalten.

✋ Kniekreisen

Stehend und mit nach vorn gebeugtem Oberkörper leicht in die Knie gehen und die Hände auf die Knie aufstützen. Dann beide Knie im Uhrzeigersinn 16-mal in langsamen Kreisbewegungen drehen, anschließend in Gegenrichtung ebenfalls 16-mal. Im zweiten Teil der Übung drehen sich die Knie gegenläufig 16-mal nach außen und 16-mal nach innen.

Handgymnastik

Übung

✋ Armschwingen

Dies ist eine in China sehr verbreitete und einfache Übungsform, der allgemeine und spezifische Heilwirkungen zugeschrieben werden. Man kann in allen Parks und Grünanlagen ältere Leute beobachten, die dieses Armschwingen praktizieren und dabei eventuell auch noch einen Schwatz mit dem Nachbarn halten. Diese Übung stärkt Gesundheit und Abwehrkräfte und wird besonders bei chronischen Erkrankungen wie Bronchitis, Magen- und Darmstörungen, hoher Blutdruck und Neurasthenie empfohlen. Dauer und Häufigkeit können nach Belieben gewählt und von der jeweiligen Kondition abhängig gemacht werden. Wichtig sind eine gute Grundhaltung, entspannte Bewegungen und eine gewisse Regelmäßigkeit.

Man steht aufrecht mit den Füßen in Schulterbreite fest auf dem Boden. Die Arme hängen locker herab, der Blick ist geradeaus gerichtet. Nacken- und Schulterpartie wie auch die Gesichtsmuskeln sind entspannt. Lippen und Zähne ruhen locker aufeinander, die Zunge liegt in ihrer natürlichen Position. Die Wirbelsäule ist gerade, die Brust weit, der Kreuz- und Lendenbereich entspannt, ohne ein Hohlkreuz zu bilden. Die Knie sollen nicht durchgedrückt, sondern leicht abgewinkelt sein. Unter den Achseln bildet sich ein kleiner Hohlraum. Die Handgelenke sind locker, die Finger natürlich gespreizt. Die Kleidung soll weit sein und den Körper nirgends einengen.

In dieser Position bleibt man ein bis zwei Minuten stehen, bis innere Ruhe eingekehrt ist. Dann beginnt man mit dem Armschwingen. Nach vorne sollte der Daumen nicht über den Nabel hinaus schwingen, nach hinten sollte der kleine Finger nicht höher schwingen als das Gesäß. Nicht im Ellenbogen, sondern mit dem ganzen Arm aus dem Schultergelenk heraus schwingen, und möglichst mehrere Minuten lang durchhalten.

☛ *Heilkissen gegen Gedächtnisschwäche im Alter*

Dieses Heilkissen schafft Abhilfe bei Gedächtnisschwäche, Zerstreutheit und innerer Unruhe sowie mangelndem Schlaf, Apathie, Kurzatmigkeit und häufigem Harndrang in der Nacht. Allgemeines zum Umgang mit Heilkissen finden Sie im Kapitel »In die Heimat der Träume gehen«.

500 g schwarze Sojabohnen
500 g getrocknete Maulbeeren
250 g Moriuda officinalis
250 g getrockneter chin. Fingerhut (*rehmannia glutinosa*)
100 g Wurzelrinde der Päonie
50 g krausblättrige Agastache (*agastachus urgosus*)

Alle Zutaten werden getrennt kurz in der Pfanne angeröstet, zerkleinert, vermischt und dann in einen Mullsack eingenäht, den man in das Kopfkissen integriert. Man sollte über einen längeren Zeitraum jede Nacht auf dem Kissen schlafen.

Die Wirkstoffkombination stärkt das Gehirn, nährt das Rückenmark und verbessert die Gedächtnisleistung.

Ernährung

Goldene Regeln vor, während und nach dem Essen

Ein chinesisches Sprichwort sagt: *zaoshang bao, zhongwu hao, wanshang shao.* Am Morgen nahrhaft, am Mittag gut und am Abend wenig essen. Vor dem Essen sollte man außerdem möglichst nicht allzu viel trinken, weil dadurch der Magensaft verdünnt und die Aufnahmebereitschaft für die Speisen gemindert wird.

In China legt man großen Wert darauf, dass die Mahlzeiten harmonisch und in guter Stimmung eingenommen werden, denn das individuelle Wohlbefinden wirkt sich unmittelbar auf die Verdauungsfunktionen aus. Gute Stimmung am Tisch regt den Appetit an und fördert die Sekretbildung. Während des Essens sollten unerfreuliche Gesprächsthemen vermieden werden, außerdem gilt: Der Mittagstisch ist kein Ort für die Kindererziehung! Das Essen sollte langsam zu sich genommen werden, damit die Nahrung gut zerkaut und eingespeichelt werden kann. Es wird empfohlen, sich dem Essen mit ganzer Aufmerksamkeit zu widmen. Wenn die Konzentration durch Lesen oder Fernsehen abgelenkt ist, werden Magen und Darm nicht optimal mit Blut versorgt.

Sich nach dem Essen sofort zur Ruhe zu legen ist schlecht für den Verdauungsvorgang. Man sollte stattdessen sanfte Bewegungen ausführen, um die Magen- und Darmperistaltik zu unterstützen. Ein kleiner Spaziergang ist dafür besonders geeignet. Nicht zu empfehlen sind heftige Bewegungen oder sportliche Aktivitäten. Eine weitere sehr wirkungsvolle Unterstützung des Verdauungsvorgangs ist eine sanfte Bauchmassage nach dem Essen. Dies empfiehlt sich besonders für ältere und kranke Menschen. Schon seit Jahrtausenden hat sich in China das einfache Ausspülen des Mundes nach dem Essen als goldene Regel bewährt. Dadurch werden Speisereste entfernt, und es tritt kein Mundgeruch auf.

Essenszeiten

In China werden die Essenszeiten strikt eingehalten, und das gesamte gesellschaftliche Leben richtet sich danach: Frühstück etwa um 7 Uhr, Mittagessen pünktlich um 12 Uhr und Abendessen um 18 Uhr. Dahinter stehen ernährungsphysiologische Gesetzmäßigkeiten, die vor allem für ältere Menschen von Bedeutung sind. Zwischen den traditionellen chinesischen Essenszeiten liegen in der Regel fünf bis sechs Stunden. Diese brauchen die Verdauungsorgane, um die Nahrung zu verarbeiten und sich anschließend zu regenerieren. Erfolgt die nächste Mahlzeit zu schnell, dann kann die Nahrung nicht optimal aufbereitet werden, und die Organe kommen nicht zur Ruhe. Sind die Abstände zu groß, entsteht Hungergefühl, und die Energie des Menschen lässt nach. Auf Knabbereien zwischendurch sollte man verzichten; sie stören den Rhythmus der Verdauung und schädigen auf die Dauer die betreffenden Organe. Für alle, die gern spät ins Bett gehen oder abends noch arbeiten, wird eine kleine abendliche Zwischenmahlzeit empfohlen, damit der Abstand zwischen den Mahlzeiten nicht zu groß ist und der Nachtschlaf weder durch Hungergefühl noch durch zu schweres Essen gestört wird. Zu diesem Zweck wird in China ein warmer, flüssiger, fettloser Imbiss, meist eine Suppe, gereicht. Typisch für diesen »Nachtimbiss«, den man am besten auf einem der lebhaften und bis spät geöffneten Nachtmärkte einnimmt, sind leichte Nudelsuppen, süßer Reisbrei, Suppen mit Teigtäschchen (*huntun*) oder gefüllte Dampfbrötchen (*baozi*). Keinesfalls sollte man um diese Tageszeit Frittiertes, Rohes oder Eisgekühltes zu sich nehmen.

☞ Stärkende Suppe aus Jujuba-Datteln, Ginseng und Lotos

Zur Stärkung bei Schwäche und Anfälligkeit in mittlerem und fortgeschrittenem Alter sowie bei Appetitlosigkeit nach überstandener Krankheit ist die folgende Suppe geeignet.

10 g weißer Ginseng (getrocknete Wurzel)	15 g Lotos-Samen
15 g rote Jujuba-Datteln	30 g Kandis

Die ersten drei Zutaten waschen und in lauwarmem Wasser zwei Stunden einweichen. In einem Topf aufkochen und anschließend eine halbe Stunde weiterköcheln, dann den Kandis hinzufügen und warten, bis er sich von selbst gelöst hat.

Die Tagesdosis in zwei Portionen essen. Die Suppe baut das Qi auf und stärkt die Milz, regt den Appetit an und weckt die Lebensgeister.

Ähnliche Zutaten enthält das folgende Reisbrei-Rezept. Der Reisbrei ist in China eine beliebte Form des stärkenden Imbiss und kann mit den unterschiedlichsten Zutaten vielfältige Heilwirkung entfalten. Die Grundsubstanz ist leicht klebriger Rundkornreis und entspricht in etwa der in Deutschland als Milchreis angebotenen Sorte. Reisbrei ist leicht verdaulich und schnell zubereitet und findet daher besonders in der Heildiät für ältere Menschen Verwendung.

☞ Reisbrei mit Mu-er-Pilzen

25 g schwarze Mu-er-Pilze (Holzohr)
2–5 getrocknete Jujuba-Datteln
100 g Rundkornreis

Die Holzohren zuvor in Wasser einweichen, Datteln und den gewaschenen Reis zusammen in Wasser aufkochen. Im Gegensatz zu normalem Reis ist hier etwa die doppelte Menge Wasser nötig, damit der Brei flüssig bleibt. Wenn das Wasser kocht, die zerkleinerten Holzohren zugeben, dann auf kleiner Flamme und bei fast geschlossenem Deckel langsam köcheln lassen, bis die Reiskörner ganz weich sind. Wer süßen Brei bevorzugt, kann mit Rohzucker abschmecken.

Mu-er-Pilze sind sehr kohlenhydrat- und eiweißreich und enthalten zahlreiche Vitamine, Mineralstoffe und das wertvolle Karotin. Dadurch wirken sie positiv bei Erkrankungen der Blutgefäße in Herz und Gehirn. Die darin enthaltenen Stoffe senken zu hohen Blutdruck und vermindern die Verhärtung und Verkalkung der Blutgefäße, an denen alte Menschen häufig leiden. Ferner wurden in diesen Pilzen in jüngster Zeit krebshemmende Stoffe nachgewiesen.

☞ *Reisbrei mit Drachenaugen*

15 g getrocknetes Fleisch von Drachenaugen (Kerne und Schale dieser Frucht sollten nicht verzehrt werden)
3–5 getrocknete, rote Jujuba-Datteln
100 g Rundkornreis

Den Reis waschen, mit den übrigen Zutaten wie oben beschrieben zu einem flüssigen Reisbrei kochen. Auch hier kann nach Belieben gesüßt werden. Besonders wirksam ist eine Einnahme morgens und abends auf leeren Magen. Der Brei sollte warm und jeweils in kleiner Menge verzehrt werden.

Drachenaugen gelten in der chinesischen Medizin als besonders »heißes« Nahrungsmittel, sie sind daher nicht zu empfehlen, wenn Entzündungen und Erkältungen mit innerer Hitze vorliegen. Ihre positive Eigenschaft sind Beruhigung und Stärkung. Jujuba-Datteln stärken Milz und Magen, und der Rundkornreis kräftigt die Mitte und fördert das Qi. Bei älteren Menschen fördert dieses Rezept den Schlaf und hilft gegen Vergesslichkeit, allgemeine Schwäche und Blutarmut.

☞ *Reisbrei der Unsterblichen*

Bei Erkältungen und Magen-Darm-Grippe (Kälte im Magen) entfaltet dieser Reisbrei eine äußerst heilsame Wirkung.

100 g Rundkornreis   5–7 Scheiben frischer Ingwer
5–7 weiße Enden der Lauchzwiebel   1 EL heller Reisessig
mit Wurzel

Den gewaschenen Reis mit ausreichend Wassser aufkochen, den Ingwer und die gut gereinigten Zwiebelenden hinzugeben. Wenn der Reis weich und zu einem flüssigen Brei verkocht ist, den Essig einrühren und warm servieren. Ingwer und Lauchzwiebel bewirken ein Ausleiten der Giftstoffe und vertreiben die Kälte.

Auch die hervorragende Heilwirkung des Chinakohls sollten sich ältere Leute zunutze machen. Zu seinen Eigenschaften zählt die blutdrucksenkende Wirkung, ferner die positive Beeinflussung von Koronarerkrankungen und die Linderung von chronischer Verstopfung. Außerdem wirkt er desinfizierend und harntreibend und ist daher bei Nieren- und Blasenleiden hilfreich. Das folgende einfache Rezept ist einfach und schnell zuzubereiten.

☞ *Gebratener Chinakohl*

250 g Chinakohl
etwas Öl, Sojasoße und Salz
etwas in feine Streifen geschnittener Ingwer

Die Kohlblätter waschen und in etwa 3 cm breite Abschnitte schneiden. (Wenn die Schnittstellen schräg sind und dadurch eine größere Oberfläche haben, dringen Soße und Aroma besser in den Kohl ein.) Das Speiseöl in einer Pfanne erhitzen, den Ingwer unter ständigem Rühren kurz anbraten, bis es duftet. Die Kohlstreifen hinzufügen und bei großer Hitze anbraten. Wenn das Gemüse halb gar ist, mit Salz und Sojasoße würzen, dann weiter köcheln lassen, bis der Kohl gar ist, aber noch Biss hat. Das Gericht kann geschmacklich noch mit einer Prise Zucker, einem Schuss Kochwein (heller Sherry) und einem Schuss hellem Essig verfeinert werden.

Dieses Gericht ist kalorienarm und zugleich reich an Vitaminen und Mineralstoffen (vor allem Kalzium, Phosphor und Eisen). Die Fasern des Gemüses wirken als Ballaststoffe und befördern den Stuhlgang.

Während der Chinakohl (chin. *baicai*, »weißes Gemüse«), wie der Name sagt, bei uns als »typisch chinesisch« gilt, hat man in China das Weißkraut erst vergleichsweise spät auf dem Weg über Kleinasien kennen gelernt und ihm daher den Namen *yang baicai* (»ausländisches weißes Gemüse«) gegeben. In beiden Kulturen ist die besondere Heilkraft der kohlartigen Kreuzblütler (zu denen auch Brokkoli, Blaukraut, Blumenkohl, Rosenkohl, Kohlrabi sowie bestimmte Rübensorten zählen) schon lange bekannt und in Rezepten genutzt worden. Hier finden Sie eine chinesische Zubereitungsart des »Ausländerkohls«.

☞ *Weißkohl süßsauer*

250 g Weißkraut
jeweils 10 g Zucker und Essig (ca. 1 EL)

1 EL Sojasoße
etwas Salz und Speiseöl

Die Kohlblätter in Quadrate (etwa 3 auf 3 cm) schneiden. Das Öl in einer Pfanne erhitzen und das Kraut kurz anbraten, bis es weich wird. Dann Zucker, Essig und Sojasoße zugeben und unter Pfannenrühren fertig garen. Je nach Geschmack mit Salz abschmecken.

Dieses Kohlgericht wirkt entgiftend, harmonisiert den Magen, stärkt Knochen und Gelenke und ist gut für Sehkraft und Gehör. Da es zudem ausgesprochen kalorienarm ist (300 Kalorien bei 1000 g Kohl) ist es für Übergewichtige geeignet.

Die Walnuss wird in China »Frucht des langen Lebens« genannt. Das hängt mit ihrem hohem Nährstoffgehalt zusammen (Eiweiß, Fett, Zucker, die Vitamine A und E sowie unter anderem die Mineralien Kalzium, Phosphor und Eisen). Sie hat die Eigenschaft, die Cholesterinaufnahme im Darm zu verringern und ist daher ein gutes natürliches Mittel gegen Arterienverkalkung, hohen Blutdruck und Erkrankungen der Herzkranzgefäße. Eine hierzulande weniger bekannte Eigenschaft der Walnuss ist ihre benetzende Wirkung für den Darm. Das macht sie zu einem angenehmen und wirksamen Mittel gegen Verstopfung vor allem bei geschwächten alten Menschen und Rekonvaleszenten.

☞ *Honigwalnüsse*

500 g Walnusskerne
150 g Honig
etwas Zucker
einige Kirschen und Mandarinen (hier können Dosenfrüchte verwendet werden)

Die Walnüsse mit kochendem Wasser überbrühen, bis sich die Haut leicht ablösen lässt. Die geschälten Nüsse in eine Schale geben, etwas Zucker darüber streuen und 15 Minuten im Wasserbad dämpfen. Die Nüsse auf einen Teller legen und den Zuckersirup beiseite stellen. Die Mandarinenspalten oder Kirschen auf die Walnüsse legen. Den Honig in einem anderen Topf über dem Feuer erwärmen, den Sirup zugeben, glatt rühren und über die Walnüsse gießen. Die Süßspeise in kleinen Portionen mehrmals am Tag verzehren.

Honigwalnüsse sind besonders geeignet bei altersbedingten Bronchialbe-schwerden und Verstopfung. Sie stärken die Nieren, beruhigen die Atemwege und benetzen den Darm.

☞ *Hühnerwürfel mit Walnüssen*

350 g weißes Hühnerfleisch (Hühnerbrust)
15 g Walnusskerne
8 g Bocksdornbeeren
nach Belieben Zucker, Pfeffer, Salz, Hühnerbrühe, Maisstärke
etwas Speiseöl und Sesamöl
etwas Ingwer und Lauchzwiebeln in feinen Streifen
ein Eiweiß

Das Hühnerfleisch in kleine Würfel schneiden. Die Walnüsse überbrühen und enthäuten. Die Bocksdornbeeren waschen. Die Hühnerwürfel in eine Schale geben, Eiweiß unterrühren und mit Salz würzen. In einer zweiten Schale Zucker, Pfeffer, Hühnerbrühe (höchstens eine Tasse voll) und Stärkemehl verrühren. In einer Pfanne das Speiseöl erhitzen, die inzwischen abgetrockneten Walnuss-kerne goldgelb anbräunen und wieder herausnehmen. Die Hühnerwürfel im selben Öl anbraten, Ingwer und Lauchzwiebeln dazugeben und mit der Hüh-nerbrühemischung angießen. Unter mehrfachem Wenden garen. Walnüsse und Bocksdornbeeren dazugeben, mit einigen Spritzern Sesamöl beträufeln und servieren.

Dieses wohlschmeckende Gericht stärkt Lungen und Nieren. Es eignet sich zur Behandlung von Husten, Kraftlosigkeit und Verstopfung infolge von Qi-Mangel der Lunge und Niere. Besonders zu empfehlen ist es bei chronischer Bronchitis und Verstopfung.

☞ *Milchtee als Stärkungsgetränk*

Das tibetische Nationalgetränk – schwarzer Tee mit Yakbutter und einer Prise Salz – könnte auch in unseren Breiten ein gesundes und stärkendes Getränk für ältere Menschen sein, allerdings mit Milch statt der Yakbutter. Nach chinesischer Auffassung unterstützt dieses Getränk das Qi und stärkt Nieren und Knochen. Bei regelmäßiger Einnahme (möglichst morgens auf nüchternen Magen) ist Milchtee ein ideales, einfach zuzubereitendes Stärkungsmittel für alte Men-schen.

Man kocht eine starke Essenz aus schwarzem Tee, die man lange ziehen lässt. Dann wärmt man einen Becher Milch, gießt die Teeessenz zu und würzt mit einer Prise Salz.

☞ Sesamtee

500 g weißer Sesam
schwarzer Tee
etwas Salz

Den Sesam in trockener Pfanne auf kleiner Flamme kurz anrösten, bis er duftet. Anschließend zu feinem Pulver zerstoßen und in einem Glas kühl aufbewahren. Für den Tee jeweils 30 g Sesampulver mit leicht gesalzenem Wasser zu einem Brei anrühren. Einen schwarzen Tee aufbrühen und heiß darüber gießen. Täglich zweimal trinken.

Sesamtee benetzt den Darm und unterstützt die Nierenfunktion. Dadurch wird einem vorzeitigen Ergrauen der Haare vorgebeugt. Außerdem werden Blutarmut, Kraftlosigkeit, Schwindel, Ohrensausen und Verstopfung positiv beeinflusst.

☞ Sellerietee

500 g Stangensellerie
schwarzer Tee
etwas Zucker

Die geputzten und zerkleinerten Selleriestangen in Wasser auskochen. Schwarzen Tee zubereiten und hinzufügen. Einmal täglich trinken, nach Bedarf mit etwas Zucker verfeinert.

Sellerietee hilft bei zu hohem Blutdruck und Arterienverkalkung. Er treibt Hitze aus und senkt die Blutfettwerte.

Zahnpflege

»Wenn der Sturm an der Baumkrone rüttelt, festigen sich die Wurzeln«, sagt ein chinesisches Sprichwort, das man gut auf die Zähne anwenden kann, die sich im fortgeschrittenen Alter meist langsam lockern. In China praktiziert man zur Vorbeugung dagegen gezielte Zahngymnastik.

Übung

☝ Zahngymnastik

Zunächst mit den Schneidezähnen aufeinander klappern, dann mit den Backenzähnen klappern, und zwar jeweils 24- bis 36-mal. Anschließend die

Zähne 18-mal fest zusammenbeißen. Dann den Unterkiefer entspannt fallen lassen und mit beiden Daumen 36-mal nach oben stoßen. Zum Schluss mit der Zunge dreimal im Kreis über alle Zähne streifen. Dieser Teil der Übung hat den klangvollen Namen: »Der rote Drache rührt das Meer um.« Diese Übung wird einem gewissen Leng Qian aus der Ming-Zeit zugeschrieben, der angeblich 150 Jahre alt geworden ist.

Auch wenn man dieses gesegnete Alter nicht unbedingt anstrebt, so fördert diese Übung zweifellos die Funktionen der Zahnnerven, der Blutgefäße und des Zahnmarks und stärkt dadurch die Zahnwurzel. Außerdem wird die Selbstreinigungskraft in der Mundhöhle angeregt.

Zahnfleischmassage

Mit dem Handballen (der unter dem Daumen gelegene »große Fischbauch«) der rechten Hand von außen das Zahnfleisch mit sanftem Druck massieren. Den Oberkiefer von oben nach unten massieren, den Unterkiefer von unten nach oben.

Diese Übung kräftigt das Zahnfleisch an den Zahnhälsen, fördert durch verstärkten Speichelfluss die Entfernung von Speiseresten, regt die Blutzirkulation an und beugt Bakterienbildung vor.

Zahnspülung

Mit lauwarmem Wasser 10- bis 15-mal kräftig den Mundraum spülen. Vorzugsweise nach den Mahlzeiten, um Speisereste zu entfernen. Dem Wasser kann man frischen Koriander zusetzen. Dazu muss man ihn zuvor im Wasser kurz aufkochen und dann abkühlen lassen. Eine solche Zahnspülung beseitigt Mundgeruch und macht frischen Atem.

Ein weiteres Rezept für ein Mundwasser mischt $1/2$ Tasse Brandy, $1/2$ Tasse Pfefferminztee und einen TL Salz. Die Mischung tropfenweise dem Gurgelwasser zusetzen.

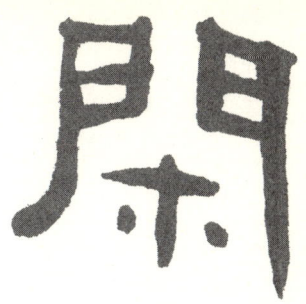

Fit in jeder Lebenslage

In China werden lästige Wartezeiten sinnvoll genutzt, um sich körperlich fit zu halten. Keiner dreht sich nach jemandem um, der an der Bushaltestelle seine Übungen macht, im Park rückwärts geht oder ein Brückengeländer für Dehnübungen nutzt. Gymnastik in der Öffentlichkeit ist etwas ganz Selbstverständliches. Niemand muss sich in sein stilles Kämmerlein zurückziehen, sondern kann an frischer Luft beim Warten auf den Bus oder in einer Schlange etwas für seine Gesundheit tun. Chinesische Gesundheitsratgeber geben Ratschläge für die verschiedensten Lebenslagen und eröffnen damit gleichzeitig einen Einblick in chinesische Lebensgewohnheiten.

Übung

In der Schlange stehen
- Beide Hände wiederholt zu festen Fäusten ballen und danach die Finger bewusst wieder strecken.
- In den Kniegelenken kreisen.
- Die Arme locker schwingen.

- Mit gebeugten Knien und in aufrechter Haltung dehnt man beide Schultern möglichst weit nach hinten; dort verharrt man einige Sekunden und löst die Spannung wieder.
- Tief in den Bauch hinein atmen und beim Ausatmen den Bauch fest einziehen und ein paar Sekunden so verharren.

Diese einfachen Übungen beleben den Blutkreislauf, lockern die Gelenke und bewahren vor Müdigkeit bei langem Stehen.

An der Kreuzung warten

Wenn die Ampel rot ist, soll man die Bauchmuskeln so lange anspannen, bis die Ampel auf Grün schaltet. Auf diese praktische Weise stärkt man die Bauchmuskeln und beugt einem »Bäuchlein« vor.

Am Esstisch auf die Familie warten

Das Essen steht bereits auf dem Tisch, aber die Familie ist noch nicht vollzählig versammelt. Anstatt sich zu ärgern, sollte man sich stehend (die Füße in etwa einem Meter Abstand) am Tisch abstützen und Liegestützen an der Tischkante machen. Die vier Finger liegen auf der Tischplatte, der Daumen umfasst die Kante (Tigerrachen-Haltung). Beim Absenken einatmen und beim Aufrichten wieder ausatmen. Einige Male wiederholen, bis alle da sind. In der Zwischenzeit haben Sie auf diese Weise noch mehr Appetit aufs Essen entwickelt und ihre Oberarmmuskeln trainiert.

Übungen bei der Fernsehwerbung

Um die lästigen Werbeeinlagen sinnvoll zu nutzen, kann man auf einem Stuhl sitzend üben. Der Oberkörper muss ganz gerade sein. Man legt die Hände mit verschränkten Fingern an den Hinterkopf und richtet die Ellenbogen nach vorne aus, so dass Ober- und Unterarme parallel verlaufen. Jetzt das linke Knie anheben und mit dem rechten Ellenbogen berühren, anschließend das rechte Knie zum linken Ellenbogen führen. Diese Übungsfolge mehrfach schnell hintereinander wiederholen. Sie regt Magen- und Darmfunktion an.

✋ Im Park auf die Freundin warten

Beim Warten im Park kann die folgende Übung die Zeit vertreiben. Man beugt den Oberkörper in einem Winkel von 90 Grad nach vorne, verharrt ein paar Sekunden in dieser Haltung und richtet sich dann langsam Wirbel für Wirbel auf. Die Übung macht den Teint rosig und strahlend, regt den Kreislauf an und dämpft die Ungeduld.

✋ Gymnastik auf dem Stuhl

1. Boxen

Aufrecht sitzen, mit lockeren Schultern die Arme leicht angewinkelt vorstrecken und jeweils 10-mal kräftig in die Luft boxen.

2. Adler und Bär

Beide Arme langsam zu beiden Seiten ausstrecken, tief einatmen und sich wie ein schwebender Adler fühlen. Den Kopf heben und den Blick an die Decke richten. In dieser Haltung bis drei zählen. Dann einen Buckel machen, beide Arme langsam nach vorne führen, das Kinn auf die Brust drücken wie ein Bär, der einen Baumstamm umarmt. Dabei langsam ausatmen. 5-mal wiederholen.

3. Halsübung

Als Ausgangsposition beide Hände über Kreuz auf die Schultern legen, die Schultern entspannen und mit den Fingern ein paarmal kräftig die zum Hals führenden Muskelstränge drücken. Dann die Finger wieder lockern und mit dem Einatmen den Kopf nach rechts drehen. Langsam das Gesicht zur Decke heben. Dann beim Ausatmen den Kopf nach links drehen, wobei das Kinn möglichst die Brust berührt. Das Gesicht anschließend wieder nach links oben heben. In jede Richtung dreimal wiederholen. Die Finger, die in der Ausgangsposition liegen bleiben, spüren deutlich die Bewegung der Muskelstränge.

4. Kokosnüsse pflücken

Den Kopf heben, den Blick zur Decke beziehungsweise auf die Kokospalme richten und beide Arme nach den Früchten ausstrecken. Abwechselnd mit beiden Armen je 10-mal nach der Frucht greifen.

Die Übung dehnt Hals und Rumpf und kann auf diese Weise Verspannungen und Schmerzen im Lendenbereich vorbeugen und sie lindern.

5. Die Katze streckt sich

Aufrecht sitzend normal einatmen, den Kopf heben und den Blick zur Decke richten. In dieser Haltung langsam bis drei zählen, ausatmen, das Kinn gegen die Brust drücken und einen Katzenbuckel machen. Die Katze streckt sich 5-mal.

6. Der Affe schaut sich um

Das rechte Bein über das linke Knie legen und einatmen. Den Körper nach links beugen, so dass der Ellenbogen des gestreckten rechten Arms am inneren rechten Knie liegt. Der linke Arm liegt locker auf dem Rücken. Die Spannung des rechten Armes halten und langsam bis vier zählen. Dann mit dem Ausatmen in die Ausgangsposition zurückgehen. Den Körper entsprechend nach rechts beugen und die Übung auf jeder Seite 10-mal wiederholen.

7. Beine dehnen

Im Sitzen zuerst das rechte Bein vorstrecken und je 5-mal die Fußspitze nach vorne ziehen und nach oben recken. Anschließend den Fuß aufstellen und wieder 5-mal zunächst die Fußspitze so weit wie möglich nach oben ziehen, dann den Ballen aufstellen und mit der Ferse kräftig nach oben drücken. Diese Übung fördert die Durchblutung in den Beinen.

8. Die Füße berühren

Das Bein ausstrecken und die Ferse auf dem Boden aufstellen. Die rechte Hand fährt langsam am rechten Bein entlang über das Knie zum Fuß hinunter. Der Rumpf folgt der Bewegung. In dieser Haltung verharren und bis fünf zählen. Dann langsam in die Ausgangsposition zurückkommen und die Übung auf der linken Seite wiederholen. Diese angenehme Dehnung kann man beliebig oft durchführen.

9. Jogging auf dem Stuhl

Zum Abschluss dieser Übungsserie die Arme wie beim Laufen anwinkeln und lockere Fäuste machen. Dann 25-mal die Arme abwechselnd kraftvoll vor und zurück bewegen wie beim Jogging. Der Rumpf folgt der Bewegung.

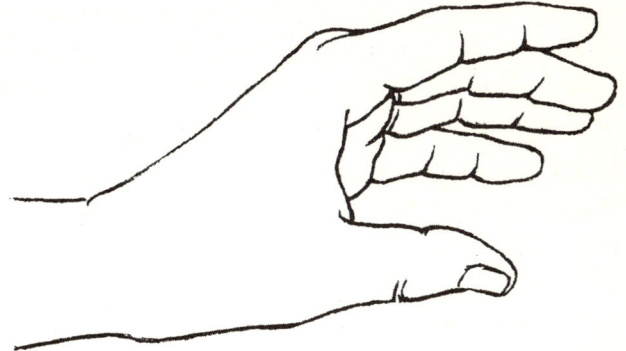

Anhang

Anmerkungen

1 Das *Huangdi Neijing* (›Der Klassiker des Gelben Kaisers zur Inneren Medizin‹) gilt als das Basisbuch der traditionellen chinesischen Medizin und wird dem legendären Gelben Kaiser zugeschrieben, der im 3. vorchristlichen Jahrtausend gelebt haben soll und sich in diesem Werk mit seinem Minister über Fragen des Lebens und der Gesundheit unterhält. Eine deutsche Übersetzung von Wolfgang G. A. Schmidt liegt vor (Herder Verlag, Freiburg 1993). Die in diesem Buch zitierten Textstellen wurden übersetzt aus: *Huangdi neijing yangsheng quanshu. Sishi yangsheng* (Hg. von Zhang Hude und He Wenbin, Beijing 2001).

2 Die Akupunkturpunkte sind nach den Meridianen, auf denen sie liegen, klassifiziert und nummeriert. Dafür sind lateinische und deutsche Abkürzungen gebräuchlich. Wir beziehen uns hier auf die lateinischen Abkürzungen in: Carl Hermann Hempen, *dtv-Atlas Akupunktur*, Deutscher Taschenbuch Verlag, München, 3. Auflage 1999. Punkte, die mit »Ex« gekennzeichnet sind oder kein Kürzel haben, sind keine klassischen Akupunkturpunkte. Auf den Seiten 153 f. finden Sie eine Übersicht zur Identifizierung der deutschen Abkürzungen.

Akupunkturpunkte

Lateinische Abkürzung	Deutsche Abkürzung	Seite
C7	He7	102
F1	Gb1	65
F20	Gb20	25, 104, 110
F21	Gb21	129
H14	Le14	29
IC4	Di4	54, 100, 110
IC10	Di10	100
IC11	Di11	100
IC18	Di18	121
IC20	Di20	35, 121
IT3	Dü3	77, 80, 101
IT14	Dü14	102
IT15	Dü15	101
L6	MP6	72
L15	MP15	131
P1	Lu1	85
P2	Lu2	85
Pc3	KS3	101
R1	Ni1	117, 132
R6	Ni6	44

Lateinische Abkürzung	Deutsche Abkürzung	Seite
Rg1	LG1	44, 104
Rg4	LG4	100
Rg12	LG12	110
Rg14	LG14	130
Rg16	LG16	104
Rg20	LG20	25, 29, 70
Rg26	LG26	34
Rs4	KG4	85
Rs6	KG6	85, 130
Rs12	KG12	110
Rs17	KG17	28, 54
S1	Ma1	65, 78
S2	Ma2	121
S5	Ma5	66, 78
S9	Ma9	66, 121
S25	Ma25	45
S36	Ma36	28, 86, 110, 122
S41	Ma41	105
T3	3E3	79, 105
T14	3E14	100
T23	3E23	78
V1	Bl1	65, 78
V2	Bl2	78
V10	Bl10	100
V57	Bl57	85

Quellenverzeichnis

Ding Hongzhang: Zhonghua yangsheng changshou dadian [Kompendium zur chinesischen Heilkunde und Lebensverlängerung]. Beijing 1992.

Du Shuxian, Qi Jianguo: Tujie shiyong jingluo jianshenshu [Praktische Übungen zur Stimulation der Leitbahnen]. Beijing 1997.

Fan Zhengxiang, Liu Deshan: Ziran liaofa [Natürlich heilen]. Beijing 2000.

Li Jie, Lou Yueli: Tianran jianfei liaofa [Methoden zur natürlichen Gewichtsabnahme]. Shanghai, 2. Aufl., 1999.

Long Xing: Ni ye keyi huo 100 sui [Auch du kannst 100 werden]. Huhehot 1998.

Qi Hao: Renren keyong de anmoshu [Akupressur für Jedermann]. Beijing, 3. Aufl., 2000.

Shi Renchao u. a.: Siji yangsheng baojian [Gesundheitsvorsorge in den vier Jahreszeiten]. Beijing, 7. Aufl., 1997.

Wang Lie, Zhang Zhengru: Zhongguo ziran liaofa daquan [Kompendium der chinesischen Naturheilkunde]. Shanghai, 3. Aufl., 1998.

Xu Guojun, Wang Qiang u. a.: Changyong zhongcaoyao caise tupu [Bestimmungsbuch häufig benutzter chinesischer Heilkräuter]. Fuzhou, 2. überarb. Aufl., 1999.

Zeng Chuanyi, Luo Mingfen: Jiankang quanjiafu [Gesundheit für die ganze Familie]. Beijing 2001.

Zhang Hude u. a.: Huangdi neijing yangsheng quanshu – yangshengzonglun tiannian [Gesundheitsserie nach dem Klassiker des Gelben Kaisers zur Inneren Medizin – Ratgeber für hohes Alter]. Beijing 2001.

Zhang Hude, He Wenbin: Huangdi neijing yangsheng quanshu – sishi yangsheng [Gesundheitsserie nach dem Klassiker des Gelben Kaisers zur Inneren Medizin – Gesundheitsvorsorge in den vier Jahreszeiten]. Beijing 2001.

Register

Alles über die Gesundheit

Dr. med. Marianne Koch

Mein Gesundheitsbuch

<u>dtv</u> premium 24151

In diesem grundlegenden Nachschlagewerk erklärt die prominente Internistin Marianne Koch Aufbau und Funktion des menschlichen Körpers, beschreibt die häufigsten Erkrankungen und ihre Behandlung und gibt Hinweise zur gezielten Vorbeugung. Weil zum gesunden Körper auch eine gesunde Seele gehört, widmet die Autorin diesem Thema ein eigenes Kapitel. Neben den schulmedizinischen Vorgehensweisen werden auch erprobte alternative Heilmethoden vorgestellt. Tipps für eine ausgewogene, bewusste Ernährung, Strategien für ein gesundes Alter und Ratschläge zur Aktivierung der Selbstheilungskräfte runden das informative und umfassende Gesundheitsbuch ab.

»Koch gelingt es, selbst komplizierte Zusammenhänge anschaulich und verständlich darzustellen und hilft mit, dass der Leser zu einem mündigen Partner des Arztes wird.«
Kurier

»Ein Nachschlagewerk, das in keinem Haushalt fehlen sollte.«
frau aktuell